INTOXICACIÓN POR METALES

METALES

Metales pesados, no-metales, metaloides y otros

1

INTOXICACIÓN POR METALES
Metales pesados, no-metales, metaloides y otros

© Adolfo Pérez Agustí

edicionesmasters@gmail.com

> **"No me interesa aprender lo que otros dijeron o saben; quiero saber lo que nadie, aún, sabe."**
>
> Adolfo Pérez Agustí

Toda la materia conocida se compone de átomos, a partir de los 118 elementos químicos que integran la tabla periódica. Dichos elementos se clasifican, de acuerdo a su naturaleza y sus propiedades, en metales y no metales, siendo el último de los investigados el oganesón, un elemento radiactivo con una vida media menor de un milisegundo. Los elementos con números atómicos del 95 al 118 solo han sido sintetizados en laboratorios y allí también se produjeron numerosos radioisótopos sintéticos de elementos presentes en la naturaleza. Los elementos del 95 a 100 existieron en la naturaleza en tiempos pasados, pero actualmente no.

De acuerdo con las propiedades físicas y químicas que comparten, los elementos se pueden clasificar en tres grandes categorías: metales, metaloides y no metales. Los metales son sólidos generalmente brillantes, altamente conductores que forman aleaciones de unos con otros y compuestos iónicos similares a sales con compuestos no metálicos -siempre que no sean los gases nobles-. La mayoría de los no metales son gases incoloros o de colores y pueden formar enlaces covalentes con otros elementos no metálicos. Entre metales y no metales están los metaloides, que tienen propiedades intermedias o mixtas.

Sólo 25 de los 112 elementos son metálicos, provenientes por lo general de minerales y con propiedades e interacciones eléctricas estudiadas a fondo por la química inorgánica. En cambio, el resto de los elementos, los no metálicos, son necesarios para la vida y componen las distintas formas de la materia orgánica conocida.

Los metales y no metales se distinguen en sus propiedades fundamentales y sus tipos de reacciones posibles.

Por último, los elementos metálicos suelen unirse por relaciones electromagnéticas (iones cargados), mientras que los no metálicos forman estructuras moleculares complejas a través de enlaces de diversa naturaleza (de hidrógeno, peptídicos, etc.). De allí que la química orgánica o de la vida sea la de estos últimos, si bien los cuerpos vivientes se componen de combinaciones de ambos tipos de elementos.

CAPÍTULO 1

METALES

Los **metales** son, con la excepción del mercurio, sólidos a temperatura ambiente. Son lustrosos, más o menos dúctiles y maleables, y son buenos conductores de la electricidad y el calor. En contacto con el oxígeno o con ácidos, se oxidan y corroen (pérdida de electrones), ya que sus capas exteriores poseen una baja incidencia de electrones (3 o menos).

Los metales son elementos químicos que poseen tres propiedades generales: 1) son buenos conductores del calor y la electricidad; 2) pueden formar cationes, y 3) se combinan con compuestos no metálicos a través de enlaces iónicos.

La característica más relevante de los elementos metálicos es, sin duda alguna, su importante capacidad de conducción de calor y de electricidad, siendo los conductores eléctricos más importantes, el oro, cobre y aluminio.

Desde el punto de vista físico, los metales también tienen la capacidad de reflejar la luz, por lo que suelen tener un aspecto brillante.

Tienen un punto de fusión elevado (superior a los 600 °C), por lo que, en condiciones ambientales normales, suelen ser sólidos, con excepción del mercurio, cuyo estado a temperatura ambiente es líquido. Además, la gran mayoría de los metales son maleables, es decir, son capaces de formar láminas delgadas al estar expuestos a fuerzas de compresión.

Por otra parte, los metales suelen ser dúctiles. Esto significa que pueden moldearse como alambres o hilos delgados al ser estirados con esfuerzos de tracción.

Ejemplos de metales

Hierro (Fe). Llamado también fierro, es uno de los metales más abundantes de la corteza terrestre, que compone el corazón mismo del planeta, en donde se halla en estado líquido. Su propiedad más llamativa, aparte de su dureza y facilidad para oxidarse, es su gran capacidad ferromagnética. A través de alearlo con carbono es posible obtener el acero.

Magnesio (Mg). Tercer elemento más abundante de la tierra, tanto en su corteza como disuelto en los mares, jamás se presenta en la naturaleza en estado puro, sino como iones en sales. Es indispensable para la vida, aprovechable para aleaciones y altamente inflamable.

Oro (Au). Un metal precioso de color amarillo, blando, brillante, que no reacciona con la mayoría de las sustancias químicas excepto con el cianuro, el mercurio, el cloro y la lejía. A lo largo de la historia jugó un papel vital en la cultura económica humana, como símbolo de la riqueza y respaldo de las monedas.

Plata (Ag). Otro de los metales preciosos, blanco, brillante, dúctil y maleable, se halla en la naturaleza como parte de diversos minerales o como pencas puras del elemento, ya que es muy común en la corteza terrestre. Es el mejor conductor de calor y electricidad que se conoce.

Aluminio (Al). Metal muy ligero, no ferromagnético, el tercero más abundante de la corteza terrestre. Es muy valorado en los oficios industriales y siderúrgicos, ya que a través de aleaciones puede obtenerse variantes de mayor resistencia pero que conservan su versatilidad. Posee una baja densidad y muy buena resistencia a la corrosión.

Níquel (Ni). Metal blanco muy dúctil y maleable, buen conductor de electricidad y calor, además de ser ferromagnético. Es uno de los metales densos, junto con el iridio, osmio y el hierro. Es vital para la vida, pues forma parte de numerosas enzimas y proteínas.

Zinc (Zn). Se trata de un metal de transición parecido al cadmio y al magnesio, empleado a menudo en procesos de galvanización, es decir, recubrimiento protector de otros metales. Es muy resistente a la deformación plástica en frío, por lo que se le trabaja por encima de los 100 °C.

Plomo (Pb). El único elemento capaz de detener la radiactividad es el plomo. Es un elemento muy particular, dada su flexibilidad molecular única, facilidad de fundición y resistencia relativa a ácidos fuertes como el sulfúrico o el clorhídrico.

Estaño (Sn). Metal pesado y de fácil oxidación, empleado en muchas aleaciones para brindar resistencia a la corrosión. Cuando se lo dobla, produce un sonido muy característico que se ha bautizado como el "grito del estaño".

Sodio (Na). El sodio es un metal alcalino blando, plateado, presente en la sal marina y en el mineral llamado halita. Es sumamente reactivo, oxidable y posee una reacción exotérmica violenta cuando se lo mezcla con agua. Es uno de los componentes vitales de los organismos vivos conocidos.

En concreto:

Aluminio, Bario, Berilio, Bismuto, Cadmio, Calcio, Cerio, Cromo, Cobalto, Cobre, oro, Iridio, Hierro, Plomo, Litio, Magnesio, Manganeso, Mercurio, Molibdeno, Níquel, Osmio, Paladio, Platino, Potasio, radio, Rodio, Plata, Sodio, Tantalio, Talio, Torio, Estaño, Titanio, Volframio, Uranio, Vanadio y Zinc.

Los elementos metálicos se pueden combinar unos con otros y también con otros elementos formando compuestos, disoluciones y mezclas. Una mezcla de dos o más metales o de un metal y ciertos no metales como el carbono, se denomina aleación. Las aleaciones de mercurio con otros elementos metálicos son conocidas como amalgama.

NO-METALES

Los no metales varían mucho en su apariencia, pues no son lustrosos y por lo general son malos conductores del calor y la electricidad. Sus puntos de fusión son más bajos que los de los metales (aunque el diamante, una forma de carbono, se funde a 3.570 ºC). Varios no metales existen en condiciones ordinarias como moléculas diatómicas. En esta lista están incluidos cinco gases (H_2, N_2, O_2, F_2 y Cl_2), un líquido (Br_2) y un sólido volátil (I_2). El resto de los no metales son sólidos que pueden ser duros como el diamante o blandos como el azufre. Al contrario de los metales, son muy frágiles y no pueden estirarse en hilos ni en láminas. Se encuentran en los tres estados de la materia a temperatura ambiente: son gases (como el oxígeno), líquidos (bromo) y sólidos (como el carbono). No tienen brillo metálico y no reflejan la luz. Muchos no metales se encuentran en todos los seres vivos: carbono, hidrógeno, oxígeno, nitrógeno, fósforo y azufre en cantidades importantes. Otros son oligoelementos: flúor, silicio, yodo, cloro.

Los no metales suelen ser de apariencias muy variadas y puntos de fusión por lo general muy por debajo de los metales. Muchos existen sólo en fórmula biatómica (molecular), pueden ser blandos como el azufre o duros como el diamante, y pueden ser hallados en cualquiera de los tres estados de la materia: gaseosos, líquidos y sólidos. Su apariencia, además, no suele reflejar la luz y pueden tener diversos colores. Los elementos no metales son elementos químicos que no son buenos conductores de la corriente eléctrica y el calor. Su química, a diferencia de los metales, es muy diversa, a pesar de que representa un número muy reducido, la mayoría de ellos son esenciales para los sistemas biológicos (oxígeno, carbono, hidrógeno, nitrógeno, fósforo, y azufre). En el grupo de los no metales se incluyen los halógenos (flúor, cloro, bromo, yodo, astato y téneso) que tienen 7 electrones en su última capa de valencia, los gases nobles (helio, neón, argón, kriptón, xenón, radón y oganesón) que tienen 8 electrones en su última capa de valencia (excepto el helio, que tiene 2) por lo tanto, dicha capa está completa y son poco reactivos. El resto de no metales pertenecen a diversos grupos y son: hidrógeno, carbono, azufre, selenio, nitrógeno, oxígeno y fósforo. Las propiedades únicas del hidrógeno lo apartan del resto de los elementos en la Tabla Periódica de Elementos.

Ejemplos de no metales

Hidrógeno (H).

El elemento más común y abundante del universo, es un gas que se encuentra tanto en la atmósfera (como molécula diatómica H_2), como formando parte de la gran mayoría de los compuestos orgánicos, y también ardiendo por fusión en el corazón de las estrellas. Es también el elemento más ligero, inodoro, incoloro e insoluble en agua.

Oxígeno (O).

Indispensable para la vida y aprovechado por los animales para sus procesos de obtención de energía (respiración), este gas (O_2) altamente reactivo forma óxidos con casi todos los elementos de la tabla periódica, excepto los gases nobles. Forma casi la mitad de la masa de la corteza terrestre y es vital para la aparición de agua (H_2O).

Carbono (C).

El elemento central de toda la química orgánica, común a todos los seres vivientes conocidos y parte de más de 16 millones de compuestos que lo requieren. Se encuentra en la naturaleza en tres distintas formas: carbón, grafito y diamantes, los cuales poseen la misma cantidad de átomos, pero dispuestos de formas diferentes. Junto al oxígeno, forma el dióxido de carbono (CO_2) indispensable para la fotosíntesis.

Azufre (S).

Un elemento blando, abundante y de olor característico, común a la actividad de casi todos los organismos vivientes, y abundante en contextos volcánicos. Amarillento e insoluble al agua, es esencial para la vida orgánica y sumamente útil en procesos industriales.

Fósforo (P).

A pesar de nunca hallarse en estado nativo en la naturaleza, forma parte indispensable de los seres vivos y numerosos compuestos orgánicos, tales como el ADN y el ARN, o el ATP. Es muy reactivo y al contacto con el oxígeno emite luz.

Nitrógeno (N).

Gas normalmente diatómico (N_2) que constituye el 78% del aire de la atmósfera y está presente en numerosas sustancias orgánicas como el amoníaco (NH_3), a pesar de ser un gas de baja reactividad en comparación con el hidrógeno o el oxígeno.

Helio (He).

El segundo elemento más frecuente del universo, sobre todo como producto de la fusión estelar del hidrógeno, a partir del cual surgen elementos más pesados. Se trata de un gas noble, es decir, de casi nula reactividad, incoloro, inodoro y muy ligero, empleado a menudo como aislante o como refrigerante, en su forma líquida.

Cloro (Cl).

El cloro en su estado más puro es un gas (Cl) amarillento sumamente tóxico y de olor desagradable. Sin embargo, es abundante en la naturaleza y forma parte de numerosas sustancias orgánicas e inorgánicas, muchas de las cuales son indispensables para la vida. Junto al hidrógeno forma el ácido clorhídrico (HCl), uno de los más poderosos que existen.

Yodo (I).

Elemento del grupo de los halógenos, es poco reactivo y electronegativo, a pesar de lo cual se le emplea en medicina, en las artes fotográficas y como colorante. A pesar de ser un no metal, presenta curiosas características metálicas y es reactivo al mercurio y al azufre.

Selenio (Se).

Insoluble en agua y en alcohol, pero soluble en éter y disulfuro de carbono, este elemento presenta propiedades fotoeléctricas (convierte luz en electricidad) y es parte necesaria de la fabricación del vidrio. Es además un nutriente de todas las formas de vida, indispensable para muchos aminoácidos y presente en numerosos alimentos.

METALOIDES

Los semimetales, también conocidos como metaloides, conforman un grupo pequeño de elementos con propiedades intermedias entre los metales y los no metales. Se trata de elementos químicos con propiedades intermedias entre los metales y no metales. Aunque no existe una definición precisa, los metaloides tienden a poseer dos propiedades generales: 1) son semiconductores de la electricidad y 2) forman óxidos anfóteros. En orden ascendente con base en el peso atómico, los siguientes elementos se consideran metaloides: boro, silicio, germanio, arsénico, antimonio, telurio y polonio; el arsénico es el metaloide más importante desde el punto de vista clínico.

El arsénico forma parte de los elementos denominados metaloides o semimetales. Este tipo de elementos tienen propiedades intermedias entre metales y no metales. En cuanto a su conductividad eléctrica, este tipo de materiales al que pertenece el arsénico, son semiconductores.

El término semimetal se utiliza en física del estado sólido para referirse a una estructura concreta de las bandas electrónicas, un significado muy diferente al que tendría en química. Por este motivo es habitual que se aconseje más hablar de metaloides en el contexto de la química.

A grandes rasgos, los metales se caracterizan por ser buenos conductores del calor y la electricidad, son maleables y dúctiles, tienden a formar cationes en solución acuosa y, salvo el mercurio (punto de fusión en -39ºC), todos son sólidos a temperatura ambiente. Los no metales, por el contrario, son malos conductores térmicos y eléctricos y no son dúctiles ni maleables. Los metaloides serían los elementos con propiedades intermedias.

En la clasificación de metaloides se suelen incluir a:

Boro (B), Silicio (Si), Germanio (Ge), Arsénico (As), Antimonio (Sb), Telurio (Te).

Además, se incluyen también:

Polonio (Po)

Astato (At),

Carbono (C)

Aluminio (Al)

Selenio (Se)

METALES DE TRANSICIÓN

No se deben confundir los metaloides con los metales de transición. Los metales de transición son cualquiera de los diversos elementos metálicos (como cromo, cadmio, hierro y níquel) que tienen electrones de valencia en dos capas en lugar de una sola.

Si bien el término transición no tiene un significado químico particular, es un nombre conveniente por el cual se distingue la similitud de estructuras atómicas y propiedades resultantes de los elementos así designados. En la tabla periódica forman los Grupos 3 (IIIb) a 12 (IIb).

Los metales de transición se han utilizado en medicina, por ejemplo, los complejos de oro que se utilizaron alrededor del año 2500 a. C. en China como agentes terapéuticos. Actualmente los compuestos de oro se utilizan en terapias contra enfermedades como el cáncer, la artritis reumatoide y la malaria. Otro metal ampliamente utilizado en diferentes tratamientos en pacientes con cáncer es el platino (cisplatino, oxaliplatino, carboplatino). Los complejos de vanadio han sido utilizados en diversas terapias.

Sin embargo, ahora existe controversia a si son medicamentos o tóxicos. En vanadio, por ejemplo, se emplea como sustituto de la insulina, con la ventaja de que pueden ser suministrados por vía oral a diferencia de la insulina. El complejo de oro es utilizado en artritis reumatoide. Y un complejo de vanadio posee actividad insulino mimética (BMOV bis(maltolato)-oxovanadio).

Un correcto empleo de los metales de transición puede modificar su imagen de sustancias peligrosas y así poder aplicarlas en diferentes terapias medicinales. Sin embargo, la otra cara de la moneda sigue latente, sobre todo si se utilizan de forma inadecuada.

Muchos de los elementos son tecnológicamente importantes: el titanio, el hierro, el níquel y el cobre, por ejemplo, se usan estructuralmente y en tecnología eléctrica. En segundo lugar, los elementos de transición forman aleaciones entre sí y con otros elementos metálicos. En tercer lugar, la mayoría de estos elementos se disuelven en ácidos minerales, aunque algunos, como el platino, la plata y el oro, se denominan "nobles", es decir, no se ven afectados por los ácidos simples (no oxidantes).

Sin excepción, los elementos de las principales series de transición (salvo los lantanoides y los actinoides) forman compuestos estables en dos o más estados de oxidación formal.

Los metales de transición forman el llamado bloque D de la tabla periódica.

METALES PESADOS

El uso del término metal pesado se ha utilizado durante mucho tiempo en la medicina clínica, pero los químicos han criticado el término porque se carece de una definición precisa o de hechos científicos. Un término alternativo, metal tóxico, también carece de una definición firme, pero se utiliza en ocasiones. En la toxicología clínica, los siguientes metales, que se enumeran en orden ascendente con base en el peso atómico, suelen considerarse bajo el concepto de metales "pesados" o "tóxicos" y pueden causar envenenamiento: berilio, vanadio, cadmio, bario, osmio, mercurio, talio y plomo; el plomo y el mercurio son los metales más importantes desde el punto de vista clínico en relación con el envenenamiento de seres humanos.

Existen varias maneras de definir el término "metal pesado", una de ellas es referida al peso atómico y definiría un metal pesado como un elemento químico comprendido entre 63.55 (Cu) y 200.59 (Hg); otra manera se refiere a los metales de densidad entre 4 g/cm^3 hasta 7 g/cm^3 y también hay otra clasificación referida al número atómico.

No todos los metales de densidad alta son especialmente tóxicos en concentraciones normales (algunos de ellos son necesarios para el ser humano). No obstante, hay una serie de metales pesados más conocidos por su tendencia a representar serios problemas medioambientales, como es el caso del mercurio (Hg), el plomo (Pb), el cadmio (Cd) y el talio (Tl), así como el cobre (Cu), zinc (Zn) y cromo (Cr).

En ocasiones se incluye al hablar de contaminación por metales pesados a otros elementos tóxicos ligeros como el berilio (Be) o el aluminio (Al), o algún semimetal como el arsénico (As), sin olvidar el cloro y el flúor (dos halógenos).

Bien, es adecuado que se incluyan en esta relación.

Son aquellos cuya densidad es por lo menos cinco veces mayor que la del agua. También hace referencia a cualquier elemento químico metálico que tenga una relativa alta densidad y sea tóxico o venenoso en concentraciones bajas. Tienen aplicación directa en numerosos procesos de producción de bienes y servicios,

Los metales pesados son componentes naturales de la corteza de la tierra, pero no pueden ser degradados o destruidos. En un grado pequeño se incorporan a nuestros cuerpos vía el alimento, el agua potable y el aire. Algunos elementos –oligoelementos- de este tipo considerados como metales pesados (cobre, selenio, zinc) son esenciales para mantener el metabolismo del cuerpo humano. Sin embargo, en concentraciones más altas pueden conducir al envenenamiento.

La peligrosidad de los metales pesados reside en que no pueden ser degradados (ni química, ni biológicamente) y, además, tienden a bioacumularse y a biomagnificarse, lo que ocasiona que se acumulen en los organismos vivos, alcanzando concentraciones mayores que la que alcanzan en los alimentos o medioambiente, y que estas concentraciones aumentan a medida que ascendemos en la cadena trófica, esto es, en el intercambio de nutrientes entre las diferentes especies, lo que ocasiona efectos tóxicos de muy diverso carácter, intensidad y cronicidad.

En cuanto a normativa cabe destacar el Protocolo de Aarhus que entró en vigor el 29 de diciembre de 2017, derivado a su vez del Convenio de Ginebra sobre Contaminación Transfronteriza a Larga Distancia de la Comisión Económica de las Naciones Unidas para Europa (UNECE) y ha sido ratificado por 18 países y la Unión Europea.

Esta es una relación de algunos elementos que suelen citarse bajo esta denominación, ordenados por número atómico. También se incluyen otros igualmente importantes:

Berilio (4) [Be]

Aluminio (13) [Al]

Vanadio (23) [V]

Cromo (24) [Cr]

Manganeso (25) [Mn]

Hierro (26) [Fe]

Cobalto (27) [Co]

Níquel (28) [Ni]

Cobre (29) [Cu]

Zinc (30) [Zn]

Arsénico* (33) [As] Semimetal

Selenio** (34) [Se] No metal

Molibdeno (42) [Mo]

Plata (47) [Ag]

Cadmio (48) [Cd]

Estaño (50) [Sn]

Bario (56) [Ba]

Mercurio (80) [Hg]

Talio (81) [Tl]

Plomo (82) [Pb]

Flúor (9) [F]

Bio acumulación de metales pesados

Significa un aumento en la concentración de un producto químico en un organismo biológico en un cierto plazo, comparada a la concentración del producto químico en el ambiente. Se metabolizan o se acumulan en cosas vivas en cualquier momento y se almacenan rápidamente.

Los metales pesados pueden entrar en un abastecimiento de agua por medio de residuos industriales y se depositan en corrientes de los lagos, o los ríos. También pueden entrar en la cadena trófica, esto es, en la interrelación mediante la cual unos organismos se comen a otros.

Entre los más conocidos están, por su capacidad para acumularse en tejidos orgánicos:

Arsénico, Cadmio. Cobalto, Cromo, Cobre, Mercurio, Níquel, Plomo, Estaño y Zinc.

También habría que tener en cuenta elementos como el Flúor y el Cloro, dos no-metales presentes habitualmente en nuestros hogares. La mayoría de ellos, como luego veremos, cumplen funciones fisiológicas como oligoelementos o combinados.

Los metales pesados de tipo tóxico más comunes y estudiados suelen ser, el Hg (mercurio, que se encuentra en estado líquido en los laboratorios), Pb (plomo), Cd (cadmio) o el As (arsénico) y en ciertas ocasiones, también algunos elementos no metálicos como es el caso del Se (selenio), Al (aluminio) o Be (berilio).

Como resumen, suelen ocasionar estos daños orgánicos en los seres humanos:

Plomo

Afecta al sistema nervioso, está asociado a anemia, esclerosis, fatiga y a cáncer de riñón.

Mercurio

Asociado a alteraciones neurológicas, autismo, depresión, problemas del aparato respiratorio.

Arsénico

Está asociado a enfermedades vasculares, bronquitis, cáncer de esófago, de pulmón, laringe y vejiga, produce hepatotoxicidad. Se trata de un metaloide o semimetal contaminante muy peligroso.

Berilio

Asociado a cáncer de pulmón y a la irritación de las mucosas y la piel.

Cromo

Este metal pesado está asociado a cáncer de pulmón, hepatotoxicidad y nefrotoxicidad.

Cadmio

Está asociado a enfisema, cáncer de próstata, bronquitis, infertilidad, enfermedades vasculares, alteraciones neurológicas y toxicidad en riñones.

Níquel

La exposición a largo plazo puede producir dolencias cardiacas, irritación de la piel y daños en el hígado.

Cobre

Causa daño en el hígado, en los riñones, está asociado a anemia y a irritaciones del intestino delgado e intestino grueso.

Manganeso

Daña el páncreas, el hígado, el aparato respiratorio, los riñones, el sistema nervioso central y está asociado al Parkinson.

Estaño

Asociado a dolor de cabeza, irritación de mucosas y piel, daños en el sistema inmunológico, depresión, trastorno del sueño y daños hepáticos.

Zinc

Dolor de estómago e infección de las mucosas.

Presencia en el vino

Antes, las bodegas tenían equipos y tuberías de hierro, después se cambiaron por cobre, bronce y latón, por eso la contaminación por hierro fue reemplazada por la contaminación con cobre. Después apareció el acero inoxidable, el plástico y el vidrio, y desaparecieron las contaminaciones por cobre y todas las precipitaciones metálicas.

El hierro, por ejemplo, la principal fuente de contaminación, está presente en las tolvas, pero parte de esa contaminación se eliminaba por las levaduras. Los filtros de tierras no lavados proporcionan cobre o hierro, que se incorporan al vino que pasa primero a través del filtro y por eso las primeras botellas de una línea de embotellado, pueden contener material suficiente como para precipitar.

Respecto al aluminio, el precipitado de aluminio de un sabor metálico puede formar ácido sulfhídrico y decolorar el vino. Es más peligroso el contacto del aluminio con el vino que con el mosto, porque el 90% del aluminio que tiene el mosto lo eliminan las levaduras en la fermentación.

Los clarificantes también son fuentes de aluminio, especialmente la bentonita, que es una arcilla mineral de silicato de aluminio. La bentonita puede aumentar el nivel de aluminio en el vino hasta 2 mg/l y el límite máximo de aluminio en el vino es de 1 mg/l.

HALÓGENOS

El término halógeno se emplea para hacer referencia a un elemento químico que forma parte de un grupo compuesto por el bromo, el cloro, el yodo, el flúor y el astato, que tienen algunas sales de aparición frecuente en el entorno natural.

CAPÍTULO 2

No hay nada como "está científicamente demostrado".
Cualquier hecho aplicado en seres humanos, es cuestión de
tiempo que sea rebatido y criticado.

RELACIÓN DE ELEMENTOS POTENCIALMENTE TÓXICOS

Los metales pesados son peligrosos porque tienden a bioacumularse, lo que significa un aumento en la concentración de un producto químico en un organismo biológico en un cierto plazo, comparada a la concentración del producto químico en el ambiente. Cuando se metabolizan, se excretan ocasionando daños en los sistemas involucrados, o se acumulan.

ANTIMONIO

Número atómico 51, símbolo Sb

El antimonio no es un elemento abundante en la naturaleza y raras veces se encuentra en forma natural, a menudo como una mezcla isomorfa con arsénico: la allemonita. Se presenta en dos formas: amarilla y gris. La forma amarilla es metaestable, y se compone de moléculas Sb_4, se le encuentra en el vapor de antimonio y es la unidad estructural del antimonio amarillo; la forma gris es metálica, la cual cristaliza en capas formando una estructura romboédrica.

Se encuentra principalmente en la naturaleza como Sb_2S_3 (estibnita, antimonita); el Sb_2O_3 (valentinita) se halla como producto de descomposición de la estibnita. Forma parte por lo general de los minerales de cobre, plata y plomo.

Presencia en la industria

El antimonio es un metal usado como trióxido de antimonio, un retardador del fuego. Puede también ser encontrado en baterías, pigmentos, y cerámica y cristal.

Intoxicación

La exposición a los altos niveles del antimonio por períodos del tiempo cortos causa náuseas, vómitos, y diarreas. Hay poca información sobre los efectos de la exposición a largo plazo del antimonio, pero se sospecha que es un agente carcinógeno humano.

ARSÉNICO

Símbolo As y número atómico 33.

Presenta dos formas comunes de oxidación trivalente (arsenito3+) y pentavalente (arsenato5+). El arsénico tiene la capacidad de formar componentes orgánicos e inorgánicos en el medio ambiente y el cuerpo humano.

El arsénico se encuentra distribuido ampliamente en la naturaleza (cerca de $5 \times 10^{-4}\%$ de la corteza terrestre) y es uno de los 22 elementos conocidos que se componen de un solo nucleído estable, 7533As. El peso atómico es de 74.922. Se conocen otros 17 nucleídos radiactivos de As.

Estado natural

Al arsénico se le encuentra natural como mineral de cobalto, aunque por lo general está en la superficie de las rocas combinado con azufre o metales como Manganeso, Hierro, Níquel, Plata o Estaño.

El cobalto y el arsénico se combinan en CoA o CoA reductasa, que se conocen como safflorite y Skutterudite, respectivamente, de acuerdo con la Universidad del Estado de Georgia. Cobalto y arsénico juntos tienden a formar grandes complejos con metales y metaloides adicionales, así, un ejemplo es coaxial o de sulfuro de arsénico cobalto.

La presencia de arsénico en el agua potable puede ser el resultado de la disolución del mineral presente en cuencas hidrográficas cercanas a volcanes, y naturalmente en el suelo por donde fluye el agua antes de su captación para uso humano;

o bien, por vía antrópica por contaminación industrial o por pesticidas. El arsénico se presenta como As3+ (arsenito) y As5+ (arseniato, abundante), de las cuales el arsenito es el más tóxico para el humano y el más difícil de remover de los cuerpos de agua. La norma FAO/OMS señala que el nivel máximo permitido se ha reducido a 0,01 ppm o en el agua (anteriormente era de 0,05 ppm).

Presencia

En la industria:

El arsénico elemental tiene pocos usos. Es uno de los pocos minerales disponibles con un 99.9999+ % de pureza.

En el estado sólido se ha empleado ampliamente en los materiales láser GaAs y como agente acelerador en la manufactura de varios aparatos. El arseniato ($[AsO_4]^{3-}$) es la sal que surge por disociación del ácido arsénico al combinarse con una base fuerte en solución acuosa. Si se hace reaccionar el arseniato disódico con cloruro de calcio, obtenemos el arseniato cálcico cuya fórmula química es $Ca_3(AsO_4)_2.3H_2O$, y su aspecto físico es un polvo blanco, muy poco soluble en agua. Su uso más comercial es como plaguicida, especialmente combate el gorgojo de muchas plantas.

Los arseniatos tienen la capacidad de combinarse con el hierro, especialmente con el Fe (III).

El óxido de arsénico se utiliza en la elaboración del vidrio como decolorante.

Los sulfuros de arsénico se usan como pigmentos y en juegos pirotécnicos.

El ácido arsénico se usa también en el tratamiento de la madera, en la fabricación de colorantes y de compuestos orgánicos de arsénico y como esterilizante del suelo. Por otra parte, los compuestos de arsénico se usaron en los inicios del siglo XX para el control de plagas en cultivos (herbicida, insecticida y rodenticida), especialmente en los Estados Unidos.

En el pasado, el arsénico se utilizó en Estados Unidos como componente de los insecticidas contra hormigas y de los desinfectantes para animales en forma líquida, especialmente tóxica para seres humanos. En los últimos años las restricciones regulatorias para el arsénico, especialmente para los productos para el hogar, han contribuido a reducir su uso, así como los riesgos de exposición asociados a ellos (NAS 1977).

El arseniuro de galio se usa en componentes integrales de celdas químicas fotoeléctricas, diodos emisores de luz, microondas, láseres, y semiconductores.

El gas arsina, la forma más toxica del arsénico (en exposiciones agudas), se usa comercialmente en la industria de la microelectrónica, y se puede encontrar accidentalmente en los procesos metalúrgicos y de minería. También en la producción de semiconductores, aunque también se han utilizado algunos sustitutos de menor toxicidad como la tributilarsina.

Otros usos del arsénico:

Residuos de usos industriales

Producción de aceros especiales.

Fabricación de pinturas, vidrio y esmaltes.

Residuos de usos agrícolas y áreas relacionadas.

Conservación de la madera. Más del 90% del consumo doméstico de trióxido de arsénico en al año 2003 se utilizó para la fabricación del compuesto arsenato cromado de cobre (CCA), esencial para los conservadores de la madera. La madera tratada con CCA se conoce como "madera tratada a presión". Ahora es ilegal, pero existe presencia en los muebles antiguos.

Herbicidas, fungicidas. Anteriormente en sustancias químicas utilizadas para erradicar las malezas de los postes de teléfono y del ferrocarril, y como el Agente Azul, usado por las tropas de los EUA en Vietnam.

Fosfatos que contienen arsénico.

Sustancias químicas para matar algas.

Whisky destilado ilícitamente.

En el ambiente:

Una vez que llega al medio ambiente, no puede ser destruido, por lo que la cantidad va aumentando y esparciéndose, causando efectos sobre la salud de los humanos y los animales.

Las aves también se ven afectadas, sobre todo las que consumen peces con grandes cantidades de arsénico, envenenándose en la descomposición del pez.

En humanos la exposición a As es más elevada para quienes trabajan en empresas donde utilizan As en sus procesos industriales, para gente que vive en casas que contienen conservantes de la madera, gente que vive en granjas donde han sido aplicados pesticidas y herbicidas con As, para personas que usan acuíferos para el suministro de agua que contienen cantidades elevadas de As, como ocurre casi de forma generalizada en algunos países del sur de Asia (India, Tailandia, etc.).

Por inhalación:

Despepitadoras (máquinas del algodón),

fábricas de pesticidas,

fundidoras,

operaciones de manufactura de vidrio,

humo de tabaco, y

quema de combustibles fósiles que contienen arsénico.

El arsénico que se encuentra en el aire de diversos sitios de trabajo generalmente es trióxido de arsénico y aunque no es común detectar niveles altos de arsénico en sitios de trabajo donde puede haber una exposición ocupacional, se han registrado niveles de entre 6.9 y 20 miligramos por metro cúbico en fundidoras de cobre en el periodo de 1943 a 1965.

Actualmente, los niveles altos en exposiciones ocupacionales son más raros, puesto que el nivel de exposición permitido es de 0.01 miligramos por metro cúbico. No obstante, puede presentarse una intoxicación al inhalarse los humos de la incineración de materiales que contienen arsénico, como la madera tratada con conservadores.

Las partículas más pequeñas se depositan en sitios más profundos del tracto respiratorio y las que se depositan en las vías aéreas superiores son limpiadas por los cilios celulares, pero luego pasan al tracto gastrointestinal, donde son absorbidas.

La vía oral es la principal ruta de exposición del arsénico, por ingesta de agua o alimentos contaminados, así como también la exposición por vía inhalatoria como resultado de una exposición ocupacional principalmente por los agricultores que ocupan pesticidas; esta exposición también se da en fábricas de elementos electrónicos, manufactura de lentes y elaboración de pesticidas, entre otros.

La vida media del arsénico inorgánico ingerido es aproximadamente de 10 hs y del 50 al 80% y es excretado alrededor de 3 días, mientras que el arsénico metilado tiene una vida media de 30 hs. El arsénico se absorbe en el organismo, y se almacena principalmente en hígado, riñón, corazón y pulmón; más bajas cantidades son almacenadas en músculo y tejido nervioso; este metal ha sido considerado como un carcinógeno principalmente relacionado con cáncer de pulmón, riñón, vesícula, y piel. El arsénico se incorpora a las uñas, cabello y piel uniéndose a los grupos sulfhidrilos de la keratina, siendo estos tomados como biomarcadores de intoxicación por arsénico.

Mucho del arsenato absorbido es reducido a arsenito en la sangre, biológicamente el arsenito (la especie trivalente) es considerado la forma más tóxica del arsénico, que sufre de una metilación primaria en el hígado y forma el ácido mono-metil-arsénico (MMA) y di-metil-arsénico (DMA), siendo estos metabolitos excretados con mayor rapidez que los arsénicos inorgánicos; durante mucho tiempo se consideró a este mecanismo de biotransformación como un mecanismo de eliminación, pero en la actualidad se sabe que estos metabolitos pueden ser más tóxicos que el arsénico inorgánico.

En el agua

Una manera de ingerir arsénico es a través del agua. Los acuíferos de muchas comunidades se ven afectados, y en estos casos el arsénico generalmente proviene de pozos profundos, donde existe la pirita o arsenopirita (combinación de hierro, azufre y arsénico).

La norma de la Organización Mundial de la Salud (OMS) permite una concentración máxima de arsénico en aguas destinadas para el consumo humano de 10 µg/L. aunque se recomienda no superar los 0,05 mg/L en el agua potable.

Alrededor de un tercio de la población mundial obtiene agua potable de las reservas de agua subterránea. Se estima que alrededor de un 10 por ciento de la población mundial -en torno a 300 millones de personas- se abastecen de agua de reservorios subterráneos contaminados con arsénico y fluoruro. La contaminación por estos oligoelementos es en general de origen natural y se produce por la liberación al medio acuoso de contaminantes de los minerales contenidos tanto en rocas como en sedimentos.

En varias partes del mundo se ha reportado que el agua de pozos artesianos puede contaminarse con el arsénico presente en rocas del subsuelo. Particularmente, desde que en los años noventa se descubrió la contaminación de agua potable con arsénico en los pozos de Bangladesh, el tema del arsénico en el agua ha captado la atención de muchas personas.

Alimentos

El arsénico puede encontrarse en alimentos como:

La comida de mar (especialmente en bivalvos (almejas, ostras, mejillones), crustáceos (cangrejos, langostas), y en ciertos peces de aguas frías que se alimentan en el fondo marino, así como en algas marinas tipo kelp y hijiki.

Las formas orgánicas de arsénico que se encuentran en la comida de mar (principalmente la arsenobetaina y la arsenocolina, también conocidas como "arsénico de los peces") generalmente se consideran no tóxicas, y se excretan en la orina 48 horas después de haber sido ingeridas.

El 80% de la ingesta de arsénico se debe al consumo de carne, pescado y pollo que contiene este elemento.

Los niveles de arsénico en la comida son bastante bajos y no es añadido debido a su toxicidad, pero los niveles de arsénico en peces y mariscos pueden ser altos, porque los peces absorben arsénico del agua donde viven. Por suerte, esta forma de arsénico orgánico es menos dañina, pero los peces que contienen significativas cantidades de arsénico inorgánico pueden ser un peligro para la salud humana.

MÉTODOS PARA VALORAR SU PRESENCIA:

Parámetro: Arsénico (EAS-GH59)

Método de análisis: Absorción atómica: Vapor hidruro

Límite de Detección: 0.01 mg/kg.

Efectos sobre la salud

Los efectos tóxicos del arsénico dependen particularmente de su estado de oxidación y especie química, entre otros factores. El arsénico inorgánico es considerado carcinogénico y afecta principalmente al pulmón, riñones, vejiga y piel. Los organismos que se alimentan de crustáceos y algas parecen retener mayor concentración de arsénico que las especies. Los niveles más altos de arsénico pueden ser encontrados en los tejidos musculares.

Además, se determinó que existe un riesgo de que los niños entre 1 y 9 años de edad puedan manifestar efectos adversos a la salud por el consumo de las especies de peces cebra, mostrando una mayor vulnerabilidad al arsénico inorgánico presente en el tejido muscular de dichas especies. También está presente en las sardinas, sábalo, mojarra…

El límite de exposición permisible (PEL) de arsénico se sitúa por debajo de los 10 microgramos de arsénico inorgánico por metro cúbico de aire. Este nivel debe registrarse como el promedio en un periodo de 8 horas en una semana laboral de 40 horas.

El Arsénico es uno de los elementos más tóxicos que pueden ser encontrados. Debido a sus efectos tóxicos, y a que los enlaces de Arsénico inorgánico están presentes en la tierra de forma natural en pequeñas cantidades, los humanos pueden quedar expuestos al Arsénico a través de la comida, agua y aire.

La exposición puede también ocurrir a través del contacto con la piel con suelo o agua que contenga Arsénico.

Los mecanismos de acción tóxica del arsénico involucran un número proteínas y enzimas conteniendo grupos sulfhídrilos las cuales son alteradas por el arsénico. El arsénico entra al cerebro por mecanismos aún no bien definidos, y en forma de arsenato es similar en estructura al fosfato inorgánico y compite con él en la producción de adenosin trifosfato (ATP). Posteriormente, es reducido a arsenito en una reacción llevada a cabo en el hígado. El sistema de neurotransmisores se ve afectado cuando se ha expuesto a arsénico, y diversos estudios muestran que la actividad de la acetilcolinesterasa es disminuida, en regiones cerebrales tales como: cerebelo, tallo cerebral e hipotálamo, así como la actividad de ácido glutámico en tallo cerebral, cerebelo e hipotálamo, disminuyendo las concentraciones de dopamina y noerpinefrima.

El arsénico es uno de los metales más estudiados capaces de inducir generación de radicales libres y aunque todavía no es muy claro cuáles son los mecanismos, diversos estudios han reportado en trabajos experimentales un incremento en el estrés oxidativo, en la producción de superóxido (O2), peróxido de hidrógeno (H2O2), radical hidroxílo (ROO), óxido nitríco (NO), radicales proxidimetilarsinico y radical dimetilarsinico.

Asimismo, el arsénico es capaz de inhibir el glutatión reductasa, los niveles intracelulares de glutatión, superóxido dismutasa, y glutatión peroxidasa, todas enzimas antioxidantes necesarias para mantener el balance entre el estrés oxidativo y sistemas antioxidantes en el cerebro.

Una de las principales hipótesis sugeridas es que, debido a la acumulación de arsénico en la mitocondria, se inhibe actividad del piruvato deshidrogenasa, fosfatasas, succínica deshidrogenasa, ocasionando un desacople en la fosforilación oxidativa generando no sólo radicales libres, sino también especies reactivas de nitrógeno (ERN), produciendo alteraciones en los niveles de producción del óxido nítrico (NO). Estos efectos ocasionan la disminución en los niveles de enzimas antioxidantes generando alteraciones en las vías de señalización llevando a la célula a la apoptosis; así como también procesos de reparación de ácido desoxirribonucleico (ADN) por medio de la escisión de nucleótidos, produciendo cambios en los patrones de metilación y afectando la expresión de genes.

Cuando ocurre una intoxicación aguda por arsénico, los primeros síntomas son: vómito profuso, diarrea, cólicos, salivación excesiva, fiebre, alteraciones en el sistema cardiovascular y sistema nervioso central pudiendo llegar a causar la muerte. Por otro lado, cuando se tiene una intoxicación crónica los síntomas incluyen cambios en la piel con hiperqueratosis, formación de verrugas y granos en las palmas y plantas de los pies, con grandes áreas de hiperpigmentación intercalados entre pequeñas áreas de hipopigmentación en la cara, cuello y espalda.

Los primeros reportes de daño neurológico por intoxicación con arsénico mostraron neuropatía periférica simétrica con entumecimiento y parestesia de extremidades distales, siendo las piernas más afectadas que los brazos, la neuropatía puede ser progresiva y con efectos dosis dependientes; mientras que las biopsias mostraron que la axonopatía y desmielinización son los principales cambios en nervios periféricos; la neuropatía periférica con pérdida sensitivo-motora, forma parte de las características de personas con el síndrome de Guillán-Barré en personas expuestas a altas concentraciones de arsénico.

Por otro lado, se ha reportado en pacientes con exposición ocupacional crónica a arsénico, presencia de encefalopatía con alteraciones en la función neurológicas superiores tales como aprendizaje, concentración y memoria. Recientes resultados similares también han sido observados en animales de laboratorio.

La exposición al arsénico puede ser más alta para la gente que trabaja con arsénico industrial, para gente que bebe importantes cantidades de vino, para gente que vive en casas que contienen conservantes de la madera y gente que viven en granjas donde el arsénico de los pesticidas ha sido aplicado en el pasado. El terreno no es fácil de limpiar.

A lo largo de la historia el arsénico y sus compuestos han sido utilizados con fines homicidas, fundamentalmente en forma de anhídrido arsenioso (polvo blanco, insípido e inodoro llamado rey de los venenos).

La ingestión de pequeñas cantidades de arsénico puede causar efectos crónicos por su bioacumulación en el organismo. Envenenamientos graves pueden ocurrir cuando la cantidad tomada es de 100 mg. Se ha atribuido al arsénico enfermedades de prevalencia carcinogénica a la piel, pulmón y vejiga.

Algunos estudios de toxicidad del arsénico indican que muchas de las normas actuales basadas en las guías de la OMS señalan concentraciones muy altas y plantean la necesidad de revaluar los valores límites basándose en estudios epidemiológicos.

El arsénico inorgánico es altamente tóxico y su ingestión en altas cantidades produce síntomas gastrointestinales, alteraciones en las funciones cardiovascular y neurológica y eventualmente la muerte. Dentro de las alteraciones que se pueden producir está la depresión de la médula ósea, hemólisis, hepatomegalia, melanosis, polineuropatía y encefalopatía. La exposición crónica al arsénico en cantidades menores puede producir una serie de trastornos dermatológicos, bronquitis, fibrosis pulmonar hipertensión portal, enfermedad vascular periférica («síndrome del pie negro»), aterosclerosis, cáncer y diabetes mellitus.

Uso en medicina

El arseniato de hidrógeno o ácido arsénico, se ha empleado en medicina, así como otros compuestos de arsénico. Históricamente, se empleó con fines terapéuticos prácticamente abandonados por la medicina occidental, aunque recientemente se ha renovado el interés por su uso como demuestra el caso del trióxido de arsénico para el tratamiento de pacientes con leucemia promielocítica aguda.

Durante milenios, estos sulfuros u óxidos de arsénico fueron utilizados como medicamentos para tratar padecimientos tan diversos como las enfermedades venéreas, el asma, la tuberculosis o la diabetes, y recomendados tanto como antisépticos, sudoríficos, sedantes o tónicos. Por ejemplo, se tiene registro de que estos sulfuros eran recetados por Aristóteles e Hipócrates (siglo 4 a. C.) como remedios para úlceras de la piel y otros padecimientos.

Desde la antigüedad se sabía que el arsénico en dosis muy bajas podía tener usos terapéuticos para algunos males, aunque también conocían su poder letal. Los griegos curaban algunas enfermedades sanguíneas con trióxido de arsénico, mientras que el médico árabe del medioevo Abu Bekrer Razi, lo usaba para casos de anemia y afecciones cutáneas y nerviosas.

Galeno (siglo II) sabían de sus efectos irritantes, tóxicos, corrosivos y parasiticidas y en ocasiones empleó sus efectos contra las toses pertinaces, afecciones de la voz y las disneas. Los médicos árabes usaron también los compuestos de arsénico en fumigaciones, píldoras y pociones además de en aplicaciones externas. Durante la Edad Media los compuestos arsenicales cayeron en el olvido, quedando relegados a los curanderos que los prescribían contra la escrófula y el hidrocele.

En el siglo XVIII los arsenicales consiguieron un puesto de primer orden en la terapéutica hasta que fueron sustituidos por las sulfamidas y los antibióticos.

No obstante, y aunque el arsénico se asocia con la muerte, es un elemento esencial para la vida y su deficiencia puede dar lugar a diversas complicaciones. La ingesta diaria de 12 a 15 µg puede obtenerse sin problemas con la dieta diaria de carnes, pescados, vegetales y cereales, siendo los peces y crustáceos los que más contenido de arsénico presentan, generalmente en forma de arsenobetaína, menos tóxica que el arsénico inorgánico.

A principios del siglo XX derivados organometálicos del arsénico (arsfenamina y neoarsfenamina) fueron utilizados para curar la sífilis.

En los años 50, otro derivado del arsénico, el melarsoprol, es usado para curar la enfermedad del sueño, aun sabiendo que el tratamiento mataba casi el 10% de los pacientes, pero siendo también el único remedio conocido. Desde hace poco tiempo se está usando en tratamientos contra el cáncer, pero investigaciones francesas recientes están descubriendo nuevas aplicaciones para enfermedades autoinmunes como el lupus.

La "solución de Fowlers", que contiene un 1% de trióxido de arsénico, se utilizó en épocas pasadas para tratar enfermedades cutáneas como la psoriasis y el eczema. Así mismo, se utilizó para tratar la leucemia y la estomatitis. Al asociarse el uso de la solución de Fowler con el cáncer de piel, se redujo sensiblemente el uso del arsénico para fines médicos.

La arsfenamina (Salvarsan) fue la primera cura efectiva para la sífilis, hasta que fue reemplazada por los antibióticos al término de la Segunda Guerra Mundial.

El ácido arsanílico o ácido 4-aminofenilarsónico es un derivado del ácido ortoarsénico y se usa como una medicina veterinaria antibacteriana arsenical utilizada en la prevención y el tratamiento de la disentería porcina.

Actualmente, el arsénico se utiliza en la quimioterapia de inducción y de consolidación para tratar diversos tipos de cánceres. El trióxido de arsénico se debe usar únicamente bajo la supervisión de un médico con experiencia en el tratamiento de personas con leucemia, pues su uso indebido puede causar un grupo de síntomas graves o que ponen la vida en riesgo.

El trióxido de arsénico se usa para tratar la leucemia promielocítica aguda; un tipo de cáncer en el que hay demasiadas células sanguíneas inmaduras en la sangre y la médula ósea, en personas a las que no les han servido otros tipos de quimioterapia, o cuya afección mejoró, pero luego empeoró después del tratamiento con otros tipos de quimioterapia.

El trióxido de arsénico pertenece a una clase de medicamentos llamados antineoplásicos. Actúa retardando o frenando el crecimiento de las células cancerosas.

El trióxido de arsénico viene en forma de solución (líquido) que un médico o una enfermera deben inyectar en una vena en un consultorio médico o una clínica.

Por lo general, esta infusión intravenosa de trióxido de arsénico tarda de 1 a 2 horas, pero puede requerir hasta 4 horas si usted tiene efectos secundarios durante la infusión. Por lo general, se aplica una vez al día durante un tiempo determinado.

En remedios naturales

El arsénico se puede encontrar en algunos remedios tradicionales que provienen de varios países asiáticos y también se puede encontrar en algunos remedios naturopáticos u homeopáticos, como por ejemplo el arsenicum álbum empleado en enfermedades crónicas.

El arsénico contribuye a una buena conservación de los cadáveres, produciendo una momificación en muertes rápidas o una putrefacción acelerada en caso de muertes lentas.

Síntomas

La exposición al arsénico inorgánico puede causar varios efectos sobre la salud, como es irritación del estómago e intestinos, disminución en la producción de glóbulos rojos y blancos, cambios en la piel, e irritación de los pulmones. Es sugerido que la toma de significativas o continuadas cantidades de arsénico inorgánico puede intensificar las posibilidades de desarrollar cáncer, especialmente las posibilidades de desarrollo de cáncer de piel, pulmón, hígado, linfa.

Las exposiciones muy altas al arsénico inorgánico pueden causar infertilidad y abortos en mujeres, perturbación de la piel, pérdida de la resistencia a infecciones, perturbación en el corazón y daño del cerebro, tanto en hombres como en mujeres. Finalmente, puede dañar el ADN y aunque no puede causar directamente cáncer, ni tampoco daño al ADN, las exposiciones a dosis elevadas pueden causar ciertos efectos sobre la salud humana, como son lesión de nervios y dolores de estómago.

BARIO

Símbolo Ba, número atómico 56

Los compuestos de bario se obtienen de la minería y por conversión de dos minerales de bario. La barita, o sulfato de bario, es el principal mineral y contiene 65,79% de óxido de bario. La witherita, algunas veces llamada espato pesado, es carbonato de bario y contiene 72% de óxido de bario.

Utilidad

A causa de la gran absorción de rayos X por el bario, el sulfato sirve para cubrir el tubo digestivo en radiografía, para aumentar el contraste, mientras que el carbonato de bario es útil en la industria de la cerámica para prevenir la eflorescencia en arcillas para loza. Se usa también como vidriado en alfarería, en vidrio óptico y como veneno para ratas.

El cloruro de bario se emplea en la purificación de sal, como fundente en aleaciones de magnesio, como ablandador de agua de calderas y en preparaciones medicinales. El nitrato de bario, llamado también salitre de barita, se utiliza en pirotecnia y señales luminosas (produce color verde) y un poco menos en preparaciones medicinales.

El óxido de bario, conocido como barita, o barita calcinada, se utiliza como agente de secado en la industria y en el endurecimiento de aceros. El peróxido de bario se emplea en ocasiones como agente blanqueador y el cromato de bario, cromo limón o amarillo cromo, se emplea en pigmentos amarillos y fósforos de seguridad.

Presencia

Muchos vertederos de residuos peligrosos contienen ciertas cantidades de bario y las personas que viven cerca de ellos, posiblemente están expuestos a niveles dañinos.

La exposición podrá entonces ser causada por respirar polvo, comer tierra o plantas, o beber agua que está contaminada con bario. Por contacto en la piel puede también ocurrir.

En medicina

El sulfato de bario pertenece a una clase de medicamentos llamados medios de contraste radiopaco. Funciona al recubrir el esófago, estómago o intestinos, con un material que no se absorbe en el cuerpo y permite que las áreas enfermas o dañadas puedan verse claramente mediante el examen de radiografías o tomografía computarizada.

Hay que beber líquidos en abundancia una vez que ha terminado el examen.

Toxicidad

Aquellos compuestos de bario que se disuelven fácilmente en agua pueden causar efectos adversos en seres humanos. Ingerir altos niveles de compuestos de bario solubles en agua por un tiempo breve ha producido:

Dificultad para respirar.

Aumento de la presión sanguínea.

Alteraciones en el ritmo del corazón.

Irritación del estómago.

Edema cerebral.

Debilidad muscular.

Daño del hígado, riñón, corazón y el bazo.

BERILIO

Símbolo Be, número atómico 4.

El berilio tiene propiedades únicas tales como resistencia, conductividad eléctrica y térmica, y resistencia a la corrosión, lo que hace que el uso del metal y su óxido sea atractivo en una amplia gama de aplicaciones tecnológicas:

Aeroespacial

Fabricación y mantenimiento de aeronaves

Ordenadores

Laboratorios dentales

Telecomunicaciones, y

fundiciones y recuperación de metales.

Aunque el berilio es una sustancia natural, la principal fuente de su emisión al medio ambiente es la combustión de combustibles fósiles (principalmente carbón), que liberan partículas que contienen berilio y cenizas volantes a la atmósfera.

Algunas personas expuestas al berilio desarrollan sensibilización y tienen riesgo de desarrollar enfermedad crónica por berilio (CDB) y una vez que una persona ha estado expuesta al berilio, tiene un riesgo de por vida de desarrollar una enfermedad, incluso si la exposición se detiene.

Toxicidad

El berilio generalmente afecta el sistema respiratorio, aunque también puede afectar otras partes del cuerpo. El CDB es principalmente una enfermedad pulmonar ocupacional, pero se ha informado en contactos familiares de trabajadores con berilio e individuos que viven cerca de las instalaciones de berilio.

Una prueba de sangre más específica, la prueba de proliferación de linfocitos de berilio en sangre (BeLPT).

CADMIO

Símbolo Cd, número atómico 48.

El cadmio es un metal que forma parte del grupo IIB de la tabla periódica, con un peso atómico de 112.41; la forma iónica del cadmio (Cd2+) esta usualmente combinada con formas iónicas del oxígeno (óxido de cadmio), cloruro (cloruro de cadmio) o sulfuros (sulfato de cadmio).

Es uno de los más raros elementos metálicos y lo podemos encontrar en pequeños depósitos en casi todos los continentes. Es un metal blando, blanco azulado que es muy dúctil y maleable, por lo que es muy adecuado para aleaciones de metales. Sus vapores, de color anaranjado, cristalizan por enfriamiento en formas octaédricas regulares. Es bastante reactivo frente al oxígeno y los ácidos, pero no frente a los álcalis. En caliente, arde en el aire con una luz nítida, formando el óxido CdO.

Se identifica en la tabla periódica de elementos con el símbolo de Cd, entre los metales de transición.

Presencia

Las minas de cadmio son difíciles de encontrar, y suelen estar en pequeñas cantidades. Suele sustituir al zinc en sus minerales debido a su parecido químico. Se obtiene generalmente como subproducto, pues se separa del zinc precipitándolo con sulfatos o mediante destilación.

Generalmente el zinc y el cadmio están en sus minerales como sulfuros, al tostarlos se obtiene una mezcla de óxidos y sulfatos, y el cadmio se separa aprovechando la mayor facilidad para reducirlo.

Además de obtenerse de la minería y metalurgia de sulfuros de zinc, también se obtiene, en menor medida, de los de plomo y cobre. Existen otras fuentes secundarias: del reciclado de chatarra de hierro y acero se obtiene aproximadamente el 10% del cadmio consumido.

El cadmio se extrae de estos minerales durante el proceso de fundición, o con la ayuda de productos químicos como ácido sulfúrico. Se ha estimado que 300.000 toneladas de cadmio son liberadas al medio ambiente cada año de las cuales 4.000 a 13.000 toneladas son derivadas de las actividades humanas. Una vez que está recogido, el cadmio es relativamente fácil de reciclar.

Las vías naturales y antropogénicas de cadmio incluyen emisiones industriales; así como, la aplicación de fertilizantes y aguas negras en sembradíos. En general, la población está expuesta al cadmio principalmente por dos vías: la oral a través del agua e ingesta de comida contaminada con cadmio (hojas de vegetales, granos, cereales, frutas, vísceras animales y pescado); la segunda vía es a través de la inhalación de partículas de cadmio durante las actividades industriales en personas laboralmente expuestas, mientras que en la población general, la inhalación es principalmente debida al humo de cigarro que contiene cadmio y que en los fumadores activos y pasivos es considerado altamente peligroso ya que el cadmio se absorbe fácilmente por los pulmones. Se emplea como aditivo en los cigarrillos.

En alimentación sería el marisco y sobre todo las vísceras de los animales los que más cadmio contienen. Los fertilizantes industriales son igualmente otra fuente de cadmio.

En humanos y otros mamíferos la absorción del cadmio se lleva a cabo a través de un proceso similar al de la absorción de metales esenciales como el hierro y zinc; esta absorción es potenciada cuando existen deficiencias de calcio y hierro en la dieta o dietas bajas en proteínas, el cadmio es transportado por la sangre y distribuido inicialmente al hígado y al riñón y tiene una vida media de 17 a 30 años en humanos.

La fuente más importante de descarga de cadmio al medio ambiente es la quema de combustibles fósiles (como carbón o petróleo) o la incineración de la basura doméstica común.

El cadmio también contamina el aire cuando se funden rocas para extraer zinc, cobre o plomo. Trabajar o vivir cerca de una de estas fuentes contaminantes puede resultar en una sobreexposición al cadmio.

Utilidad industrial

El uso más significativo del cadmio está en baterías de níquel/cadmio, como fuentes de energía recargables o secundarias que exhiben alta salida, vida larga, mantenimiento bajo y alta tolerancia a la tensión física y eléctrica. Las capas del cadmio proporcionan buena resistencia a la corrosión, particularmente en altos ambientes de tensión, tales como usos marinos y aeroespaciales donde se requiere alta seguridad o confiabilidad; la capa se corroe más fácilmente si está dañada. Otras aplicaciones del cadmio están como pigmento, estabilizadores para el PVC, en aleaciones y los compuestos electrónicos.

El cadmio está también presente como impureza en varios productos, incluyendo los fertilizantes del fosfato, los detergentes y los productos de petróleo refinados. También se utiliza para crear pigmentos de color amarillo, naranja, rojo y a veces se añade a los plásticos como un estabilizador.

Sin duda, su uso más generalizado es en la fabricación de pilas (baterías) donde alrededor de tres cuartas partes de cadmio se utiliza especialmente en las baterías de Ni-Cd también conocidas como recargables. En los marcapasos, ahora se reemplazan por Litio de Yodo que dura 10 años.

Una aleación de Cadmio con Pb (Plomo) y Zn (Zinc) se usa como soldadura para el hierro.

Las sales de cadmio se usan en fotografía y en la fabricación de fuegos artificiales, pinturas fluorescentes, vidrios y porcelana.

El cadmio rebaja el punto de fusión de los metales con los que se alea; se usa con Pb, Sn y Bi en la fabricación de fusibles para sistemas automáticos, alarmas contra incendios y fusibles eléctricos.

Debido a la resistencia a la fatiga de bajo coeficiente de fricción y muy buena, se utiliza en aleaciones de rodamiento.

Como una barrera para controlar la fisión nuclear.

Se usa también para las barras de control en plantas eléctricas nucleares por su capacidad de absorción de neutrones lentos y como blindaje contra neutrones en aparatos de medida.

Metalurgia

La mayor cantidad de cadmio se encuentra en solución sólida en un mineral de sulfuro de zinc llamado esfalerita. Aunque el cadmio puede recuperarse de algunas menas de plomo y cobre, es con el zinc de estas menas con quien se encuentra asociado. Como el cadmio es enteramente un subproducto metálico, la cantidad disponible está ligada a la producción del zinc y constituye como el 0.4% de esta última.

El cadmio se utiliza principalmente en recubrimientos anticorrosivos; también en compuestos de cadmio que, como pigmentos, se utilizan para pinturas, cerámicas y plásticos.

El cadmio puede llegar al agua a través de vertidos industriales o por deterioro de tuberías galvanizadas.

Usos en medicina

El sulfato de cadmio se ha usado en medicina como astringente.

Toxicidad

El cadmio es uno de los metales pesados más difíciles de eliminar por nuestro organismo.

Su acumulación acaba concentrándose en el hígado y especialmente en los riñones, aunque también en los huesos y pulmones.

El Cadmio deriva sus características toxicológicas de su semejanza química con el cinc, un microalimento esencial para las plantas, los animales y los seres humanos. El cadmio es biopersintente y, absorbido una vez por un organismo, sigue siendo residente por muchos años (décadas del excedente para los seres humanos) aunque se excreta eventualmente.

El cadmio afecta diversos órganos y tejidos como son: riñón (produciendo disfunción renal tubular, proteinuria e insuficiencia renal crónica), corazón (produciendo arterioesclerosis aórtica y coronaria, incremento en colesterol y ácidos grasos); huesos, testículos placenta, y sistema nervioso central y periférico. El pulmón es un órgano muy susceptible a la exposición al cadmio, y la inhalación crónica subaguda puede producir bronquitis con daño progresivo alveolar, fibrosis secundaria y enfisema.

La liberación de neurotransmisores tales como serotonina y norepinefrina se ve alterado en animales en desarrollo que han sido expuestos al cadmio; asimismo, se sabe que el cadmio puede modificar el contenido de taurina y GABA en el hipotálamo.

La actividad de los sistemas antioxidantes glutatión peroxidasa (GPx), catalasa (CAT), superóxido dismutasa (SOD) son disminuidas en presencia de cadmio. Se ha reportado que el cadmio puede inducir apoptosis celular a través de la vía mitocondrial, ya que existe una disminución en los niveles intracelulares de ATP en neuronas corticales en cultivo expuestas a altas concentraciones de cadmio.

Un estudio epidemiológico hechos en escolares, una asociación entre los altos niveles de cadmio en el cabello y dificultad en el aprendizaje, hiperactividad y cambios conductuales; disminución en la atención, velocidad psicomotora, aprendizaje asociativo y memoria.

Contaminación en el ser humano

La exposición al cadmio en los humanos se produce generalmente a través de dos fuentes principales: la primera es la vía oral (por agua e ingestión de alimentos contaminados.) La segunda vía es por inhalación. La población fumadora es la más expuesta al cadmio, porque los cigarrillos lo contienen. Un fumador que consuma un paquete de cigarros por día puede absorber, durante ese lapso, casi el doble del cadmio absorbido por un no fumador

La aplicación de ciertos fertilizantes o de excremento de animales en el suelo destinado al cultivo de alimentos puede aumentar su nivel de cadmio lo cual, a su vez, causa un aumento en el nivel de cadmio de los productos.

El cadmio no se encuentra en cantidades preocupantes en el agua; sin embargo, puede contaminarla cuando ésta viaja a través de las tuberías (que muchas veces están soldadas con materiales que lo contienen) o cuando entra en contacto con desechos químicos.

En seres humanos, la exposición a largo plazo se asocia a la disfunción renal. La alta exposición puede conducir a la enfermedad obstructora del pulmón y se ha ligado al cáncer de pulmón, aunque los datos referentes al último son difíciles de interpretar debido a los diferentes factores que originan el cáncer.

El cadmio puede también producir efectos en el tejido óseo (osteomalacia, osteoporosis) en seres humanos y los animales. Además, el cadmio también puede estar relacionado con un aumento de la presión arterial y efectos sobre el miocardio de los animales, aunque la mayoría de los datos humanos no apoyan estos resultados.

El producto diario del promedio para los seres humanos se estima como 0.15µg en el aire y 1µg en el agua. Fumar un paquete de 20 cigarrillos puede conducir a la inhalación alrededor de 2-4µg del cadmio, pero los niveles pueden variar extensamente.

El cadmio es muy tóxico, y debe ser manejado con cuidado, las personas que están expuestas al cadmio, debido a sus ocupaciones deben hacer una rutina de ejercicios como precaución.

La toxicidad que presenta es similar a la del mercurio; posiblemente se enlace a residuos de cisteína. La metalotioneína, que tiene residuos de cisteína, se enlaza selectivamente con el cadmio.

El cadmio absorbido por el organismo (menos del 5% del ingerido) pasa a la sangre y se instala en hígado y riñones. Su tasa de excreción a través de orina y heces fecales es muy pequeña. Los efectos del metal sobre el organismo dependen de la cantidad consumida y oscilan desde los simples dolores abdominales y diarreas, hasta provocar enfisema pulmonar. Exposiciones prolongadas pueden provocar lesiones renales, con descalcificación de huesos (sustituyendo en éstos al calcio) y deformaciones óseas. Estos trastornos también se denominan "enfermedad de Itai - Itai" por ser en esta población donde se detectaron, debido al consumo de agua contaminada con vertidos ricos en cadmio procedentes de una mina de zinc próxima al asentamiento humano.

El cadmio es muy tóxico, y se le han atribuido algunos casos de intoxicación con alimentos. Se cree que en muy pequeñas cantidades de cadmio podrían ser la causa de alteraciones adversas en las arterías renales. También produce cánceres generalizados en animales de laboratorio y ha sido relacionado epidemiológicamente con ciertos cánceres humanos. Una concentración de cadmio de 200 g/l es tóxica para ciertos peces.

En trabajadores de fábricas, donde el nivel de concentración de cadmio en el aire es alto, han sido observados severos daños en los pulmones, tales como enfisema pulmonar.

COBALTO

Símbolo Co, número atómico 27

Es un elemento que se presenta en forma natural en la corteza terrestre en cantidades muy pequeñas, pero muchos animales y los humanos lo necesitan en cantidades muy pequeñas para estar saludables.

El cobalto es un metal blanco, dúctil y maleable. Como el hierro y el níquel, el cobalto es ferromagnético. Es inalterable en la atmósfera a temperaturas ordinarias.

Presencia natural

Se halla en meteoritos, en el mar, en aguas dulces, suelos, plantas, animales y en los nódulos de manganeso encontrados en el fondo del océano.

Normalmente se encuentra junto con níquel, y ambos suelen formar parte de los meteoritos de hierro.

Se observan trazas de cobalto en muchos minerales de hierro, níquel, cobre, plata, manganeso y zinc; pero los minerales de cobalto importantes en el comercio son los arseniuros, óxidos y sulfuros. El cobalto y sus aleaciones son resistentes al desgaste y a la corrosión, aun a temperaturas elevadas.

El cobalto se encuentra a menudo en combinación con azufre, ya sea como parte de un complejo más grande como cable coaxial o como parte de un sulfuro. Este mineral es de color gris a negro y brillante de una manera similar a la obsidiana. También hay compuestos de cobalto-azufre que son en realidad fusiones muy complejas de diferentes metales, tales como cobalto, níquel y cobre con átomos de azufre. La habilidad especial del azufre para formar más de cuatro enlaces con otros elementos permite que existe en un complejo con un número de metales.

El cobalto se encuentra comúnmente en menas y minerales en combinación con una variedad de otros metales de transición. En carrollite, está estrechamente relacionado con níquel.

La aleación de cobalto con el cloro forma cloruro de cobalto y con el oxígeno óxido de cobalto. El óxido de cobalto es particularmente valioso y es común como el complejo de cobalto que se utiliza para proporcionar un pigmento azul para el vidrio que es de otro modo difícil de sintetizar. Este complejo de cobalto y el oxígeno también se abre paso en la pintura azul. Cuando se utiliza de esta manera cobalto es bastante inerte, y no representa un peligro para la salud en oposición al cobalto elemental.

Se encuentra en abundancia en las hojas verdes, los cereales integrales, los frutos secos, las legumbres, la cáscara de arroz integral, las semillas de sésamo y la levadura de cerveza. También hay cantidades significativas en la espuma de la cerveza, las raíces de los ajos, cebolla, ginseng y eleuterococo, así como en el hígado, los pescados y algo en la leche.

Propiedades

El cobalto es ferromagnético y se parece al hierro y al níquel en su dureza, resistencia a la tensión, capacidad de uso en maquinaria, propiedades térmicas y comportamiento electroquímico.

Al metal no lo afectan el agua ni el aire en condiciones normales, y lo atacan con rapidez el ácido sulfúrico, el ácido clorhídrico y el ácido nítrico; pero el ácido fluorhídrico, el hidróxido de amonio y el hidróxido de sodio lo atacan lentamente.

Funciones orgánicas

Sabemos que el ser humano no puede utilizar el cobalto presente de forma aislada en los alimentos para formar vitamina B-12, necesita también el Factor Intrínseco, aunque le es imprescindible igualmente para una gran cantidad de funciones. Por ello en muchos de los estados de anemia debido a ésta vitamina, la administración de cobalto mejora la debilidad general, la somnolencia y los síndromes de fatiga crónica.

Mediante los alimentos llegamos a ingerir hasta 600 microgramos diarios y tal cantidad debe ser utilizada para diversos fines, aunque todavía hoy no tenemos muy definidos cuáles son. Afortunadamente los avances en el papel de los oligoelementos y su aplicación en la salud han aclarado significativamente sus funciones corporales, entre las cuales están:

Formar las hormonas tiroideas.

Regular el sistema nervioso simpático.

Mantener la pared venosa en buen estado.

Esencial en la formación de la vitamina B-12 y, por tanto, en la maduración de los hematíes.

Mantener la vaina de mielina de los nervios en buen estado.

Controlar la motilidad intestinal.

Favorecer la síntesis de la creatinina muscular.

Ayudar a la formación de los aminoácidos metionina y colina.

Estimula la formación del ácido fólico y el DNA.

Contribuir a la regulación de los niveles de azúcar en sangre.

La vitamina B12 es un compuesto de coordinación del cobalto que se encuentra en la naturaleza y es muy importante para la salud pues contribuye a la formación de los glóbulos rojos.

El cobalto constituye el núcleo metálico de la vitamina B12 necesaria en la eritropoyesis y está presente en carnes, pescados, lácteos, cebolla, lentejas e higos. Si hay carencia puede desarrollarse anemia. La vitamina B12 (cianocobalamina) contiene aproximadamente 4 por ciento de cobalto.

Aplicaciones industriales

Entre sus aplicaciones comerciales más importantes están; la preparación de aleaciones para uso a temperaturas elevadas, aleaciones magnéticas, aleaciones para máquinas y herramientas, sellar vidrio a metal. La aleación dental y quirúrgica llamada vitallium.

Las sales de cobalto se utilizan en tatuajes azules.

El cobalto también se puede encontrar en: pilas o baterías, artículos de cristal/químicos, brocas para taladros y herramientas para máquinas, tinturas y pigmentos, imanes, llantas.

Efectos perjudiciales

El cobalto está ampliamente dispersado en el ambiente de los humanos por lo que estos pueden ser expuestos a él por respirar el aire, beber agua y comer alimentos que lo contengan. El contacto cutáneo con suelo o agua que contenga cobalto, puede también aumentar la exposición.

El cobalto no está a menudo libremente disponible en el ambiente, pero cuando las partículas del cobalto no se unen a las partículas del suelo o sedimento, la toma por las plantas y animales es mayor y la acumulación en plantas y animales es alta.

Una alta concentración de cobalto puede dañar la salud humana. Cuando respiramos elevadas concentraciones de cobalto a través del aire, experimentamos efectos en los pulmones, como asma y neumonía.

Cuando las plantas crecen sobre suelos contaminados estas acumularán muy pequeñas partículas de cobalto, especialmente en las partes de la planta que nosotros comemos, como son los frutos y las semillas.

Los suelos cercanos a minas y fundiciones pueden contener una alta cantidad de cobalto, así que la toma por los humanos a través de comer las plantas puede causar efectos sobre la salud.

Síntomas de intoxicación

Los efectos sobre la salud que son el resultado de la toma de altas concentraciones de cobalto son:

Vómitos y náuseas, problemas de visión, de corazón, afección del tiroides.

Efectos sobre la salud pueden también ser causado también por radiación de los isótopos radiactivos del cobalto, ocasionando esterilidad, pérdida de pelo, vómitos, sangrado, diarreas, coma e incluso la muerte. Esta radiación es algunas veces usada en pacientes con cáncer para destruir tumores. Estos pacientes también sufren pérdida de pelo, diarreas y vómitos.

Aplicaciones médicas

Lo podemos emplear como nutriente en casos de dolores abdominales, espasmos de las arterias o venas, hipertensión arterial y en algunos casos de alergias y migrañas. En la debilidad general, anemia, somnolencia, debilidad en músculos y ligamentos, síndrome de fatiga crónica, bloqueos digestivos y aerofagia, hipo, disquinesias biliares, artritis de los miembros inferiores, enfermedad de Raynaud, alteraciones cardíacas, taquicardia, síndrome anginoide y neuritis.

Contraindicaciones y efectos secundarios

No se han descrito en dosis catalíticas de 1,25 mg/día

COBRE

Símbolo Cu, número atómico 29.

Se trata de un metal de transición de color rojizo y brillo metálico que, junto con la plata y el oro, forma parte de la llamada familia del cobre, y se caracteriza por ser uno de los mejores conductores de electricidad (el segundo después de la plata). Gracias a su alta conductividad eléctrica, ductilidad y maleabilidad, se ha convertido en el material más utilizado para fabricar cables eléctricos y otros componentes eléctricos y electrónicos. Es el tercer metal más utilizado en el mundo, después del hierro y el aluminio.

Este metal forma parte de una cantidad muy elevada de aleaciones que generalmente presentan mejores propiedades mecánicas, aunque tienen una conductividad eléctrica menor. Las más importantes son conocidas con el nombre de bronces y latones. Además, es un metal duradero porque permite reciclarlo un número ilimitado de veces sin que pierda sus propiedades mecánicas.

No se sabe cómo ni dónde surgió la idea de añadir estaño al cobre, produciendo el primer bronce, un material más duro cuyos filos se conservaban más tiempo. Con el tiempo, las armas de hierro fueron reemplazando a las de cobre. Reemplazados en el armamento, estos metales pasaron a ser utilizados esencialmente en la construcción y en objetos decorativos como estatuas. El latón, una aleación de cobre y cinc fue inventado hacia el 600.

Reciclado

El cobre es uno de los pocos materiales que no se degradan ni pierden sus propiedades químicas o físicas en el proceso de reciclaje, siendo imposible distinguir si un objeto de cobre está hecho de fuentes primarias o recicladas. Esto hace que el cobre haya sido, desde la antigüedad, uno de los materiales más reciclados.

Presencia natural

El cobre es uno de los pocos metales que pueden encontrarse en la naturaleza en estado "nativo", es decir, sin combinar con otros elementos El cobre se encuentra en una gran cantidad de alimentos como ostras, mariscos, legumbres, vísceras y nueces entre otros, además del agua potable y, por lo tanto, es muy raro que se produzca una deficiencia de cobre en el organismo.

Lo podemos encontrar en abundancia en la levadura de cerveza, germen del trigo, cacao y malta. También en el pan integral, setas, cereales integrales, carne de vaca, perejil y judías, así como en los pescados, legumbres, frutos secos y hortalizas verdes.

El cobre también está en forma de suplementos como óxido cúprico, sulfato de cobre, gluconato de cobre y quelatos de aminoácidos de cobre

Aleaciones y tipos de cobre

Desde el punto de vista físico, el cobre puro posee muy bajo límite elástico, en cambio, unido en aleación con otros elementos adquiere características mecánicas muy superiores, aunque disminuye su conductividad. Existe una amplia variedad de aleaciones de cobre, de cuyas composiciones dependen las características técnicas que se obtienen, por lo que se utilizan en multitud de objetos con aplicaciones técnicas muy diversas.

Según los fines a los que se destinan en la industria, se clasifican en aleaciones para forjar y en aleaciones para moldeo.

El latón, también conocido como cuzin, es una aleación de cobre, cinc (Zn) y, en menor proporción, otros metales. Se obtiene mediante la fusión de sus componentes en un crisol o mediante la fusión y reducción de menas sulfurosas en un horno de reverbero o de cubilote.

Las aleaciones en cuya composición predominan el cobre y el estaño (Sn) se conocen con el nombre de bronce y son conocidas desde la antigüedad. La tecnología metalúrgica de la fabricación de bronce es uno de los hitos más importantes de la historia de la humanidad, pues dio origen a la llamada Edad de Bronce. El bronce fue la primera aleación fabricada voluntariamente por el ser humano: se realizaba mezclando el mineral de cobre (calcopirita, malaquita, etc.) y el de estaño (casiterita) en un horno alimentado con carbón vegetal. El anhídrido carbónico resultante de la combustión del carbón, reducía los minerales de cobre y estaño a metales. El cobre y el estaño que se fundían, se aleaban entre un 5 y un 10% en peso de estaño.

Las alpacas o platas alemanas son aleaciones de cobre, níquel (Ni) y cinc (Zn). en una proporción de 50-70% de cobre, 13-25% de níquel, y del 13-25% de cinc. Si a estas aleaciones de cobre-níquel-cinc, se les añaden pequeñas cantidades de aluminio o hierro, constituyen aleaciones que se caracterizan por su resistencia a la corrosión marina, por lo que se utilizan ampliamente en la construcción naval, principalmente en los condensadores y tuberías, así como en la fabricación de monedas y de resistencias eléctricas.

El monel es una aleación que se obtiene directamente de los minerales canadienses, y tiene una composición de Cu, Ni, Fe. Este material tiene una gran resistencia a los agentes corrosivos y a las altas temperaturas.

El platinoide es un metal blanco compuesto de cobre, níquel, cinc y de wolframio.

Otras aleaciones

Otras aleaciones de cobre con aplicaciones técnicas son las siguientes:

Cobre-cadmio (Cu-Cd): son aleaciones de cobre con un pequeño porcentaje de cadmio y tienen mayor resistencia que el cobre puro. Se utilizan en líneas eléctricas aéreas sometidas a fuertes solicitaciones mecánicas, como los cables de contacto para tranvías.

Cobre-cromo (Cu-Cr) y Cobre-cromo-circonio (Cu-Cr-Zr): tienen una alta conductividad eléctrica y térmica. Se utilizan en electrodos de soldadura por resistencia, barras de colectores, contactores de potencia, y resortes conductores.

Cobre-hierro-fósforo (Cu-Fe-P): Para la fabricación de elementos que requieran una buena conductividad eléctrica y buenas propiedades térmicas y mecánicas. Estas aleaciones se utilizan en circuitos integrados porque tienen una buena conductividad eléctrica, buenas propiedades mecánicas y una alta resistencia a la temperatura.

Cobre-aluminio (Cu-Al): también conocidas como bronces al aluminio y duraluminio, contienen al menos un 10% de aluminio. Estas aleaciones son muy parecidas al oro y muy apreciadas para trabajos artísticos.

Cobre-berilio (Cu-Be): es una aleación constituida esencialmente por cobre. Esta aleación tiene importantes propiedades mecánicas y gran resistencia a la corrosión.

Constantán (Cu55Ni45): es una aleación formada por un 55% de cobre y un 45% de níquel. Se emplea en la fabricación de monedas.

El sulfato de cobre también conocido como sulfato cúprico es el compuesto de cobre de mayor importancia industrial y se emplea como abono y pesticida en agricultura, alguicida en la depuración del agua y como conservante de la madera. Está especialmente indicado para suplir funciones principales del cobre en la planta en el campo de las enzimas. Su absorción se realiza mediante un proceso activo metabólicamente.

Precauciones sanitarias del cobre

A pesar de que el cobre es un oligoelemento necesario para la vida, unos niveles altos de este elemento en el organismo pueden ser dañinos para la salud. La inhalación de niveles altos de cobre puede producir irritación de las vías respiratorias. La ingestión de niveles altos de cobre puede producir náuseas, vómitos y diarrea. Un exceso de cobre en la sangre puede dañar el hígado y los riñones, e incluso causar la muerte. Ingerir por vía oral una cantidad de 30 g de sulfato de cobre es potencialmente letal en los humanos.

Para las actividades laborales en las que se elaboran y manipulan productos de cobre, es necesario utilizar medidas de protección colectiva que protejan a los trabajadores. El valor límite tolerado es de 0,2 Mg/m3 para el humo y 1 mg/m^3 para el polvo y la niebla. El cobre reacciona con oxidantes fuertes tales como cloratos, bromatos y yoduros, originando un peligro de explosión. Además, puede ser necesario el uso de equipos de protección individual como guantes, gafas y mascarillas.

La Organización Mundial de la Salud (OMS) en su "Guía de la calidad del agua potable" recomienda un nivel máximo de 2 mg/l. El mismo valor ha sido adoptado en la Unión Europea como valor límite de cobre en el agua potable, mientras que en Estados Unidos la Agencia de protección Ambiental ha establecido un máximo de 1,3 mg/l. El agua con concentraciones de cobre superiores a 1 mg/l puede ensuciar la ropa al lavarla y presentar un sabor metálico desagradable. La Agencia para Sustancias Tóxicas y el Registro de Enfermedades recomienda que, para disminuir los niveles de cobre en el agua potable que se conduce por tuberías de cobre, se deje correr el agua por lo menos 15 segundos antes de beberla o usarla por primera vez en la mañana.

Las actividades mineras pueden provocar la contaminación de ríos y aguas subterráneas con cobre y otros metales durante su explotación, así como una vez abandonada la minería en la zona. El color turqués del agua y las rocas se debe a la acción que el cobre y otros metales desarrollan durante su explotación minera.

Intoxicación por cobre

El hecho de que las cañerías del agua estén construidas a partir de cobre (peor es aún que sean de plomo), puede implicar a la larga cierta intoxicación por cobre si están estropeadas. De igual manera, las enfermedades profesionales por cobre no son raras en trabajadores del metal o fábricas de pintura. No obstante, y solamente con tomar suplementos de vitamina C o cinc, se pueden evitar las acumulaciones excesivas de este mineral en riñón, hígado y cerebro.

La intoxicación aguda por ingerir más de 15 mg se manifiesta con náuseas, vómitos, dolor abdominal, diarreas y alteraciones mentales que pueden llegar hasta la muerte. La causa es una anemia hemolítica grave, acidosis metabólica y pancreatitis necrosante. El tratamiento incluye lavado gástrico y dosis altas de penicilamina.

Los casos crónicos, más difíciles de detectar, incluyen siempre una anemia hemolítica que no responde a los tratamientos normales y hepatitis crónica con cirrosis y edemas. Aunque un análisis de sangre puede indicar niveles bajos de cobre, la causa está en que se acumula en otras zonas corporales, entre ellas el cristalino y el hígado. Hay también temblores, rigidez de los músculos esqueléticos y alteraciones de la personalidad, además de disfunción renal. El tratamiento es exclusivamente médico, ya que una dieta pobre en cobre no resuelve la enfermedad. El empleo de suplementos de cinc está siendo investigado satisfactoriamente por su efecto antagonista del cobre y se recomienda muy especialmente no utilizar ningún utensilio culinario que contenga cobre, ni siquiera en la pintura.

Expuesto al aire, el color rojo salmón inicial se torna rojo violeta por la formación de óxido cuproso (Cu_2O) para ennegrecerse posteriormente por la formación de óxido cúprico. Expuesto largo tiempo al aire húmedo, forma una capa adherente e impermeable de carbonato cúprico de color verde y venenoso. También pueden formarse pátinas de cardenillo, una mezcla venenosa de acetatos de cobre de color verdoso o azulado que se forma cuando los óxidos de cobre reaccionan con ácido acético, que es el responsable del sabor del vinagre y se produce en procesos de fermentación acética. Al emplear utensilios de cobre para la cocción de alimentos, deben tomarse precauciones para evitar intoxicaciones por cardenillo que, a pesar de su mal sabor, puede ser enmascarado con salsas y condimentos y ser ingerido.

Los halógenos atacan con facilidad al cobre, especialmente en presencia de humedad. En seco, el cloro y el bromo no producen efecto y el flúor sólo le ataca a temperaturas superiores a 500 °C. El cloruro cuproso y el cloruro cúprico, combinados con el oxígeno y en presencia de humedad, producen ácido clorhídrico.

El ácido cítrico disuelve el óxido de cobre, por lo que se aplica para limpiar superficies de cobre, lustrando el metal y formando citrato de cobre.

Si después de limpiar el cobre con ácido cítrico, se vuelve a utilizar el mismo paño para limpiar superficies de plomo, el plomo se bañará de una capa externa de citrato de cobre y citrato de plomo con un color rojizo y negro.

Necesidades orgánicas

Su descubrimiento como nutriente presente en los alimentos data del año 1816, en el cual se demostró su presencia después de la combustión de numerosos vegetales. Estos datos fueron confirmados varios años después, nuevamente analizando las cenizas, pero dada la gran volatilidad a causa del calor, su importancia no fue evaluada. Tuvieron que pasar todavía muchos años, hasta el 1935, para que se descubriera su presencia en los animales y en el hombre, encontrándose concentraciones muy importantes en el hígado, músculos y el páncreas, con un peso total de casi 150 mg por adulto. Cantidades igualmente altas se haya en los crustáceos y moluscos, cuya sangre es de color azul precisamente por su alto contenido en cobre.

En el ser humano, la cantidad de cobre presente en la sangre está asociada a la ceruloplasmina, una alfa globulina y el resto, una pequeña fracción del total, está asociado a la albúmina, a los hematíes y a la proteína transcupreína, todas ellas con cierta relación con el hierro.

La concentración de cobre está aumentada durante el embarazo, lo mismo que durante el tratamiento con estrógenos, siendo el contenido normal de la dieta de 2 a 5 mg/día.

Su absorción se produce en el intestino delgado y se regulan las necesidades de manera automática, aunque una parte importante no puede ser metabolizada por encontrarse ligada a compuestos no absorbibles. La porción útil se une a la albúmina y de ahí pasa al hígado y la médula ósea, eliminándose el sobrante por orina y bilis, retornando parte de él a la sangre como ceruloplasmina y finalmente de nuevo al hígado.

Nos encontramos con uno de los oligoelementos más empleados. De hecho, decimos que el cobre le da color a la vida. Tiene utilidad en los casos de infertilidad, en el acné, en todas las alergias (asma, rinitis, sinusitis alérgica, dermatitis alérgica, etc.), en las gripes de repetición, en las enfermedades infecciosas, en el reumatismo y en el vitíligo. Debe anotarse que, como ya lo anotábamos, el zinc y el cobre pueden interactuar entre ellos, por lo tanto, deben darse las cantidades adecuadas para que no exista interferencia entre ellos.

Funciones orgánicas del Cobre

Antioxidante: reduce el daño celular causado por los radicales libres gracias a la enzima Superóxido dismutasa, dependiente de la relación cobre/zinc.

Formación de tejido conectivo: la enzima lisil-oxidasa, también cobre dependiente, es fundamental para la interacción del colágeno y la elastina, esenciales para la formación de tejido conectivo. Esta enzima participa en la integridad del tejido conectivo en el corazón y vasos, como así también el desarrollo de huesos y músculos.

Participa en el metabolismo del hierro: las enzimas ferroxidasa I (ceruloplasmina) y la ferroxidasa II son enzimas cobre-dependientes presentes en el plasma, y hacen posible que el hierro se una a la proteína llamada transferrina, la cual transporta el hierro absorbido por los alimentos a la sangre, el que será utilizado para sintetizar otras enzimas y proteínas que contienen hierro en su estructura como la mioglobina y hemoglobina, componente principal de los glóbulos rojos.

Producción de energía: la enzima cobre-dependiente, citocromo C oxidasa, tiene un rol fundamental en la producción de energía en las células (ATP). Esta enzima se encuentra en forma abundante en tejidos de gran actividad metabólica como el corazón, cerebro e hígado.

Síntesis de neurotransmisores: la enzima dopamina monooxigenasa, cobre-dependiente, convierte la dopamina al neurotransmisor norepinefrina (noradrenalina).

Formación y mantenimiento de mielina: la mielina es una capa protectora de los nervios, fundamental para el buen funcionamiento del sistema nervioso, que está formada por fosfolípidos cuya síntesis depende de la enzima citocromo C oxidasa, enzima cobre-dependiente, es decir, que necesita al cobre para poder actuar.

Formación de la melanina: la melanina es un pigmento formado en células llamadas melanocitos que juega un rol importante en la pigmentación del cabello, piel y ojos. La enzima tirosinasa, cobre-dependiente, es la responsable de la formación de este pigmento.

Mantiene el buen funcionamiento de la glándula tiroides: el cobre participa en la producción de la hormona tiroidea, tiroxina (T4).

Participa en el mantenimiento del sistema inmune: es esencial para el desarrollo y funcionamiento apropiado de nuestras defensas

Favorece la cicatrización de heridas: debido a su rol en la formación de colágeno.

Interviene junto al hierro en la síntesis de la hemoglobina, siendo imprescindible para la absorción, metabolización y disponibilidad de este mineral.

Interviene en el desarrollo y mantenimiento de los huesos.

Imprescindible en la formación de la melanina a través de su acción en el metabolismo del aminoácido tirosina.

Necesario para la coordinación muscular y la fuerza motriz.

Interviene en el metabolismo de las proteínas y la producción del RNA.

Protege a la vaina de mielina ayudando al metabolismo de los fosfolípidos.

Estimula el crecimiento sano del cabello y su pigmentación.

Es un potente antiinflamatorio y estimula la producción de corticoides orgánicos.

Favorece la formación de anticuerpos y antitoxinas en sinergia con la vitamina C.

Refuerza el sistema inmunitario a través de su acción sobre los leucocitos.

Aumenta la resistencia de las articulaciones y el tejido cartilaginoso a las inflamaciones.

Es co-factor de numerosas enzimas, entre ellas algunas que impiden la acción de los radicales libres, teniendo así una función antioxidante indirecta.

Favorece la respiración celular.

Incrementa la producción de hormonas suprarrenales y tiroideas.

Controla el exceso de colesterol y evita la excesiva coagulación sanguínea.

Causas de su carencia

Suelen encontrarse deficiencias en los recién nacidos prematuramente si son alimentados con leche de vaca y cereales refinados. La gran cantidad de cinc que existe en la leche de vaca impide que se pueda absorber el cobre, incluida la pequeña cantidad que pueda existir en los cereales. Otra carencia muy común se debe a un problema hereditario denominado "síndrome de Menke" cuyo síntoma principal es un cabello de aspecto de estropajo, tieso y casi sin pigmento, el cual se da por una imposibilidad de metabolizar el cobre ingerido.

Los pacientes aquejados de artritis reumatoide tampoco pueden asimilar el cobre, aunque tengan suficiente cantidad en sangre, lo mismo que las mujeres que toman anticonceptivos orales o los que reciben antibióticos del tipo de la penicilamina.

Otras carencias habituales se dan en el embarazo por aumento de las demandas y por interferencias con el cinc, el molibdeno y el flúor. La malnutrición, el esprúe, las diarreas y cualquier enfermedad de malabsorción, también provocarán carencias de cobre, lo mismo que el tomar suplementos líquidos de proteínas, ingerir cereales refinados o padecer cáncer.

Grupos de riego de carencias

Infantes prematuros con bajo peso al nacer

Niños con diarrea crónica

Niños con malnutrición

Individuos con síndromes de malabsorción: enfermedad celíaca, enfermedad de Crohn, síndrome de intestino corto.

Individuos con nutrición parenteral

Individuos con fibrosis quística.

Deficiencia de cobre

Si bien una deficiencia de cobre severa es poco común, se ha observado en casos especiales. Estas condiciones médicas especiales incluyen diarrea crónica, enfermedad celíaca y enfermedad de Crohn que presentan una disminución de la absorción de cobre, lo que conduce a una deficiencia de este mineral.

Como hemos nombrado anteriormente, el cobre participa en muchas funciones, por lo que una deficiencia del mismo se evidencia con múltiples síntomas, como pueden ser:

Anemia: inducida por deficiencia de hierro (existe un defecto en la movilización del hierro hacia la sangre debido a una deficiencia de la enzima ceruloplasmina, dependiente de cobre para su funcionamiento).

Neutropenia: existe un número disminuido de glóbulos blancos (neutrófilos), lo que conduce a una mayor susceptibilidad a infecciones.

También:

osteoporosis

ruptura de vasos sanguíneos,

problemas articulares,

alteraciones en el sistema nervioso,

pérdida de pigmentación en cabellos y piel,

fatiga,

debilidad,

pobre función tiroidea,

arritmia cardíaca,

retardo en el crecimiento.

anemia ferropénica que no responde al hierro y es difícil de diferenciar, alteraciones óseas similares al escorbuto,

lesiones en las arterias y en la pared venosa que se vuelve frágil y visible exteriormente,

cifras altas de colesterol que no responden a la dieta,

afecciones cardiacas,

pérdida del sentido del gusto,

diarreas graves en los bebés.

Aplicaciones médicas

Esterilidad: La LHRH (Luteizing Hormone Relising Hormone) que se produce en el hipotálamo, es indispensable para la fertilidad y la concepción, pero no se libera en cantidades adecuadas cuando hay deficiencia de cobre. El cobre, en pequeñas cantidades, es un elemento de los que menos abundan en el organismo, aunque esencial para la actividad de metaloenzimas de los mamíferos como ceruloplasmina, citocromo u oxidasa, dopamina y tirosinasa.

Otras aplicaciones son la anemia por deficiencia de cobre, acné, trastornos de la pigmentación, diabetes, enfermedades cardiovasculares, artritis, trastornos de la asimilación por diarrea prolongada, cambios esqueléticos (como el escorbuto), médula ósea empobrecida, enfisema pulmonar, manifestaciones infecciosas e inflamatorias crónicas, tratamiento preventivo del resfriado, tratamiento de la gripe, anginas, neumopatías, pleurosis y pleuritis, tuberculosis, albuminuria. Es protector de la mucosa gástrica, mejorando los trastornos hepáticos y el reumatismo.

Interacción del cobre con otros nutrientes

Zinc: la ingesta excesiva de zinc puede disminuir la absorción de cobre en adultos. Por ingesta excesiva nos referimos al consumo de suplementos de zinc de 50 mg/día o más, durante largos períodos. Altas dosis de zinc aumentan la síntesis de la metalotioneína, una proteína presente en células intestinales. Esta proteína atrapa a ciertos metales, entre ellos el cobre, ya que tiene gran afinidad por el mismo y previene la absorción de ciertos nutrientes, ya que los retiene en las células intestinales y no pueden pasar a la circulación.

Hierro: altas dosis de hierro pueden interferir en la absorción de cobre en los niños. Se ha comprobado que los niños que se alimentan con leche de fórmula que contenía bajas concentraciones de hierro, absorbían más cobre que aquellos niños alimentados con leche de fórmula con alto contenido de hierro.

Toxicidad por Cobre

El cobre es una sustancia esencial a la vida humana, pero en altas dosis puede causar anemia, daño del hígado y del riñón, y la irritación del estómago e intestino. La gente con la enfermedad de Wilson tiene mayor riesgo para los efectos en su salud por la sobreexposición al cobre. El cobre aparece normalmente en agua potable de las tuberías de cobre, tan bien como de los añadidos diseñados para controlar el crecimiento de algas.

En general, la toxicidad con cobre es muy rara en la población mundial.

Se ha comprobado una toxicidad aguda con cobre por contaminación de bebidas que habían sido almacenadas en contenedores con cobre en su estructura, como así también por el suministro de agua contaminada (con más cantidad de cobre de la recomendada por litro).

Síntomas de toxicidad aguda de cobre:

Dolor abdominal

Calambres estomacales

Náusea y vómitos

Diarrea

Daño hepático severo

Fallo renal

Coma y muerte en casos muy severos.

Sin embargo, el cobre y sus sales casi no son tóxicos para los tejidos de los mamíferos y es necesario ingerir una gran cantidad de sales solubles, como sulfato de cobre, para que se produzca intoxicación. Llegado a este caso, pueden aparecer náuseas, vómitos, diarrea, cólicos abdominales, melena, coma y muerte.

Las soluciones de cobre no sólo producen congestión vascular del tubo digestivo, sino que son irritantes y provocan necrosis focal, trombos microscópicos en los capilares de la pared intestinal y necrosis hepática. La muerte suele originarse por colapso vascular.

No obstante, la ingestión de cantidades pequeñas de sales de cobre disueltas, a partir de las paredes de ollas y vasos por la acción de jugos de cítricos, rara vez produce síntomas y no pone en peligro la vida; los síntomas son leves (náuseas y vómitos) y se deben a gastroenteritis. La inhalación de polvos, vapores o humos de sales de cobre puede causar congestión e irritación de la parte alta de las vías respiratorias, pero no suelen aparecer síntomas generalizados. La intoxicación crónica por cobre no es un gran peligro para la salud.

La toxicidad crónica en seres humanos es en extremo rara, excepto en quienes heredan un grupo de genes autosómicos recesivos que producen aumento anormal del cobre corporal (síndrome denominado degeneración hepatolenticular o enfermedad de Wilson). Los individuos normales absorben cantidades escasas de cobre, que bastan para cubrir las necesidades esenciales del organismo y el sobrante se elimina con facilidad.

CROMO

Símbolo Cr, número atómico 24.

Es un elemento metálico de color gris, que puede presentar un intenso brillo. Se encuentra en el grupo 6 de la tabla periódica de los elementos y se trata de un metal de gran dureza y muy resistente a la corrosión, muy utilizado en la metalurgia.

Es un metal de transición duro, frágil, gris acerado y brillante, con un estado de oxidación muy alto, +6.

Se obtiene cromo a partir de la cromita ($FeCr_2O_4$), calentando la cromita en presencia de aluminio o silicio, mediante un proceso de reducción.

Los contenidos isotópicos en cromo están relacionados con los de manganeso, empleándose en geología.

Aplicaciones en la industria

El cromo se utiliza en el cemento con aleaciones del metal y los pigmentos para las pinturas, el papel, el caucho, y otros materiales, aunque se utiliza principalmente en metalurgia para aportar resistencia a la corrosión y un acabado brillante.

En aleaciones, el acero inoxidable es aquel que contiene más de un 12% en cromo, aunque las propiedades antioxidantes del cromo empiezan a notarse a partir del 5% de concentración. Además, tiene un efecto alfágeno, es decir, abre el campo de la ferrita y lo fija.

Se emplea en procesos de cromado (depositar una capa protectora mediante electrodeposición) y también en el anodizado del aluminio.

En pinturas cromadas como tratamiento antioxidante y en general, sus sales se emplean debido a sus variados colores, como mordientes para fijar los colores.

Es común el uso del cromo y de alguno de sus óxidos como catalizadores, por ejemplo, en la síntesis de amoníaco (NH_3).

El mineral cromita se emplea en moldes para la fabricación de ladrillos (en general, para fabricar materiales refractarios), aunque la mayor parte de la cromita consumida se emplea para obtener cromo o en aleaciones.

El dicromato de potasio, es un oxidante enérgico y se utiliza para limpiar material de vidrio de laboratorio de cualquier resto orgánico que pueda contener.

El "verde de cromo" es el óxido de cromo, un pigmento que se emplea, por ejemplo, en pinturas esmaltadas y en la coloración de vidrios. El "amarillo de cromo" (un cromato de plomo) también se utiliza como pigmento.

En el curtido del cuero es frecuente emplear el denominado "curtido al cromo", en el que se emplea hidroxisulfato de cromo.

Para preservar la madera se suelen utilizar sustancias químicas que se fijan a la madera protegiéndola. Entre estas sustancias se emplea óxido de cromo.

Cuando en el corindón (óxido de aluminio empleado tallar diamantes) se sustituyen algunos iones de aluminio por iones de cromo, se obtiene el rubí; esta gema se puede emplear, por ejemplo, en láseres.

El dióxido de cromo (CrO_2) se emplea para fabricar las cintas magnéticas empleadas en las casettes, dando mejores resultados que con óxido de hierro, debido a que presentan una mayor coercitividad.

Intoxicaciones profesionales

Fabricación de cemento, explosivos, cristales, pulido de muebles, procesamiento de pieles, locomotoras diésel.

Toxicidad general

Generalmente, no se considera que el cromo metal y los compuestos de cromo sean especialmente un riesgo para la salud, pues se trata de un elemento esencial para el ser humano, pero en altas concentraciones resulta tóxico.

Los compuestos de cromo son tóxicos si son ingeridos, siendo la dosis letal de unos pocos gramos. En niveles no letales, el Cr es carcinógeno. La mayoría de los compuestos de cromo irritan los ojos, la piel y las mucosas. La exposición crónica a compuestos de cromo puede provocar daños permanentes en los ojos.

La OMS recomienda una concentración máxima de 0.05 mg/litro de cromo en el agua de consumo. Este valor ha sido revisado haciendo nuevos estudios sobre sus efectos en la salud, pero ha permanecido constante.

La exposición baja puede irritar la piel y causar la ulceración. La exposición a largo plazo puede causar daño del riñón y en el hígado, y el daño demasiado prolongado problemas en el sistema circulatorio y el tejido fino nervioso.

El cromo se acumula a menudo en la vida acuática, agregando el peligro de comer los pescados que pudieron haber sido expuestos a los altos niveles del cromo.

Aplicaciones medicinales

El cromo pertenece al grupo de los oligoelementos, al igual que el silicio, el níquel, el litio, el molibdeno y el selenio (todos indispensables para el organismo), y regula el metabolismo del azúcar, además de ayudar a la insulina a distribuir la glucosa a las células. Al estar en relación el cromo con la insulina, a menudo se emplea para controlar el azúcar en sangre debido a que las personas con Diabetes del tipo II absorben mejor la glucosa en las células. El Factor de Tolerancia a la Glucosa se sintetiza a partir del cromo y ayuda a la insulina a regular los niveles de glucosa.

Su actividad se lleva a cabo conjuntamente con otras sustancias que controlan el metabolismo de la insulina y de varias enzimas, con la formación de ácidos grasos, colesterol y con el material genético de las células.

Su carencia produce menor tolerancia a la glucosa bucal, neuropatía periférica, balance negativo de nitrógeno, menor cociente respiratorio y adelgazamiento. A su vez, puede ocasionar diabetes en edades adultas, enfermedades coronarias y retardos de crecimiento.

El cromo impide la formación de coágulos en la sangre y es también una pieza clave para prevenir los ataques al corazón. Se ha comprobado que las personas que fallecen de enfermedades cardiacas, tienen menos cantidad de cromo en el organismo que la mayoría. Asimismo, es un mineral importante para mantener el correcto desarrollo de nuestra dentadura, regulando los niveles de colesterol y triglicéridos.

Como nutriente

Las primeras investigaciones sobre el cromo y su papel en la alimentación humana datan de 1910, aunque su papel como oligoelemento esencial se determinó en 1943 al analizar su contenido en los vegetales, especialmente en los berros y las algas.

Su presencia en sangre es mínima, apenas 10 mg en total, y es por ello que los investigadores tardaron tantos años en encontrarle alguna utilidad como elemento esencial para la vida. Además, se absorbe muy mal, quizá un 25% del total presente en los alimentos, pero, aun así, juega un papel esencial en numerosas funciones orgánicas. El problema surge por dos causas: una, la baja absorción que ya mencionamos, y dos, que es muy fácil eliminarlo por orina, por lo que las carencias son habituales.

Una vez ingerido se acumula en el bazo, el hígado, los riñones, los testículos, el corazón, los pulmones, el cerebro y el páncreas, así como en el RNA.

Las razones para la ausencia de este micromineral se basan en desnutrición calórico-proteica, aterosclerosis y estrés.

La ingesta diaria recomendada está entre 50 mcg y 200 mcg para adultos y adolescentes.

Picolinato de cromo

En la actualidad, se emplea el picolinato de cromo, que se deriva del cromo y el ácido picolínico.

Es muy raro que aparezcan excesos de cromo debido a que su presencia en alimentos es muy reducida. Aun así, antes de usar chromium picolinate, hable con su especialista en nutrición pues hay ciertas enfermedades que no aconsejan su uso, como: enfermedad del hígado; enfermedad del riñón; diabetes tratada con insulina (puede aumentar la bajada de glucosa); alergia a productos de cuero; tratamiento con psicofármacos; trastorno de la glándula tiroidea tratado con L-tiroxina pues disminuye su efecto; o si toma corticoides o antiinflamatorios que aumenten los niveles de cromo. Tampoco en el embarazo.

También pudiera ser útil en el tratamiento del colesterol, en la resistencia a la insulina, en la depresión leve y en la obesidad.

Alimentos donde se encuentra el cromo

Lo podemos encontrar en aceites vegetales, en la levadura de cerveza, y en los cereales integrales como la cebada y el maíz. También en las nueces, la manzana y las verduras como la lechuga, las patatas, los berros, setas, la cebolla y el brócoli. Entre las carnes que contienen más cantidad de cromo están el hígado de ternera, la pechuga y muslo de pollo o mariscos.

Se encuentra en grandes cantidades en aquellos elementos naturales utilizados para el tratamiento de la diabetes, por lo que muchos autores creen que el secreto está precisamente en el contenido en cromo y no en la planta en sí. De ser cierto, que no lo es, bastaría con administrar cromo aisladamente para solucionar la enfermedad.

La mayor concentración la encontramos en la bardana, el diente de león, las semillas del cardo mariano, la travalera, la centaura menor y los altramuces, todas ellas, como ya hemos dicho, de gran eficacia en la diabetes. También aparece en otras plantas de reconocida acción rejuvenecedora como son el ginseng, el eleuterococo, las algas (laminarias y fucus), el limón, el pomelo y la alfalfa. Finalmente, existe en gran cantidad en el eucalipto, las hojas de olivo y los berros, siendo este último el más rico en cromo de todo el reino vegetal.

Propiedades medicinales

Hay un dato sobre el cromo muy significativo: la cantidad presente en el organismo decrece con la edad y en esa época comienzan las enfermedades degenerativas. Por ello, las funciones del cromo estarán siempre ligadas a órganos que influyen en el envejecimiento.

Es un regulador de la cantidad de lípidos en sangre, actuando como coenzima en el metabolismo de las grasas, favoreciendo el paso de éstas a través de la pared vascular e impidiendo la formación de ateromas.

Favorece la utilización de las grasas como materia energética.

Su papel como coenzima es esencial en el metabolismo de la glucosa, movilizando sus reservas cuando las cantidades de azúcar sobrepasan los niveles óptimos.

Es un factor esencial en la producción de energía.

Forma parte del denominado Factor de Tolerancia a la Glucosa, un elemento rico en cromo que promueve la adecuada utilización de la glucosa orgánica.

Colabora en las funciones de la insulina y facilita el transporte de la glucosa al interior de las células, estimulando la conversión de glucosa en glucógeno hepático.

Regula el metabolismo de todas las grasas, incluido los triglicéridos, las lipoproteínas de alta densidad y el colesterol.

Estimula el transporte de los aminoácidos y favorece, por tanto, el crecimiento de los niños.

Mejora la resistencia inespecífica contra las enfermedades y ayuda al buen funcionamiento de las funciones cerebrales.

Controla el exceso de peso al actuar sobre el centro del apetito.

Aplicaciones no carenciales

Envejecimiento prematuro, diabetes, hiper e hipoglicemia, embarazo múltiple, mala nutrición proteica.

Favorece el metabolismo muscular, siendo usado por deportistas que desean reducir su grasa y aumentar masa muscular.

Reduce la grasa corporal por estimulación de su metabolismo.

Favorece la cicatrización de los tejidos.

Protección contra enfermedades cardiovasculares.

Es llamado el oligoelemento contra la obesidad y el estimulante de la longevidad, pudiendo emplearse en los estados de envejecimiento prematuro.

Diabetes.

Obesidad y celulitis.

Arteriosclerosis y problemas circulatorios en general.

Mal aprovechamiento de los aminoácidos.

Trombosis y formación de placas de ateroma.

Alteraciones nerviosas y del carácter como nerviosismo, irritabilidad, confusión, mala memoria.

Depresión.

Catarata incipiente.

Poca producción de esperma.

Para mejorar la síntesis de las proteínas.

Envejecimiento prematuro.

Disfunciones hepáticas y pancreáticas crónicas.

ESTAÑO

Símbolo Sn y número atómico 50.

Pertenece al grupo 14 de la tabla periódica de los elementos.

El estaño es un elemento metálico blando, con color blanco plateado, siendo tan maleable y dúctil, que se le puede enrollar en hojas de menos de una milésima de centímetro de espesor, que forman el conocido papel de estaño.

Es muy maleable a temperatura ambiente, se mezcla con facilidad, y además es resistente a los ácidos y a la intemperie.

No se oxida fácilmente y es resistente a la corrosión. Se encuentra en muchas aleaciones y se usa para recubrir otros metales protegiéndolos de la corrosión. Una de sus características más llamativas es que, bajo determinadas condiciones, forma la peste del estaño por exposición a bajas temperaturas que afectarán a la electrónica de un automóvil, la de una estación base de una red móvil o la de un equipo militar.

El estaño puro tiene dos variantes alotrópicas: El estaño gris, polvo no metálico, semiconductor, de estructura cúbica y estable a temperaturas inferiores a 13,2 ºC, que es muy frágil y tiene un peso específico más bajo que el blanco. El estaño blanco, el normal, metálico, conductor eléctrico, de estructura tetragonal y estable a temperaturas por encima de 13,2 ºC.

El estaño se extrae del yacimiento, por el método de draga de cangilones (incluso dragando el fondo del mar o de un río). Posteriormente se realizan operaciones de lavado y de obtención del concentrado de estaño. Se obtiene de minerales como la casiterita o piedra de estaño, estenita, y tealita.

Se mezcla con carbón vegetal, y con cal y cuarzo como fundentes y después de su tratamiento en un horno, una vez derretido, se moldea en bloques. Los bloques se purifican en un horno Saiger. Y en el refinado final se libera cobre, bismuto y hierro.

Aplicaciones

Se usa para la soldadura blanda, aleado con plomo. Además, se utiliza para recubrir las latas de acero, ya que no es tóxico ni corrosivo. Los compuestos de estaño se usan para fungicidas, tintes, dentífricos y pigmentos.

Se usa en el azogado de espejos, con el cual convierten un cristal en espejo.

De manera menos frecuente también es usado en la artesanía como repujados.

También, en las bobinas para soldar y para hacer bronce, que es una aleación de estaño y cobre.

Con él se confecciona el papel de estaño y además como conservante de alimentos.

En una amplia variedad de aleaciones con otros metales: con plomo (estaño blando) para fontanería y automóviles, bronce ferroso, latón ligero, latón industrial, latón de alta resistencia, bronce de manganeso, aleaciones troquelables, metales de cojinetes, etc.

La aleación con plomo es usada para fabricar la lámina de los tubos de los órganos musicales.

Como revestimiento protector del cobre, del hierro y de diversos metales usados en la fabricación de latas de conserva.

Se usa para la soldadura blanda, aleado con plomo. Los compuestos de estaño se usan para fungicidas, tintes, dentífricos (SnF2) y pigmentos.

El estaño en homeopatía

El estaño se puede emplear en diluciones homeopáticas medias y altas (D10 a D20) para tratar los derrames en diferentes tejidos serosos, como edemas o ascitis.

También en los procesos degenerativos, como la cirrosis, o la artrosis deformante, como Stannum metallicum en el raquitismo y la hidrocefalia, la espondiloartirtis, escoliosis, espondiloartrosis y otras inflamaciones articulares.

En rinitis y el asma.

Efectos tóxicos en el ser humano

Antaño, las familias más pudientes tenían platos fabricados con estaño. Ciertos alimentos oxidaban el material, lo que provocaba el envenenamiento de los comensales. Los tomates, que son ácidos, provocaban este efecto y fueron considerados tóxicos durante mucho tiempo.

En los vasos ocurría lo mismo, donde al contacto con whisky o cerveza provocaba que la gente entrara en un estado narcoléptico producido, tanto por la bebida como por el estaño.

 Su acumulación puede dar lugar a corto plazo a migrañas o dolores de cabeza, mareos y vómitos. A largo plazo, sus consecuencias van desde los daños hepáticos hasta daño en el cerebro y neuronas.

Como el estaño es combustible, reacciona violentamente con: oxidantes, ácidos fuertes, azufre en polvo, y con algunos agentes extintores (polvo de bicarbonato y anhídrido carbónico).

La exposición a emanaciones de humos y polvo de estaño, es irritante para los ojos y vías respiratorias superiores.

En el caso de aleaciones y sobre todo a elevadas temperaturas, presenta los riesgos correspondientes al tipo de metal de la aleación: plomo, zinc, manganeso, (Fiebre de los metales).

En relación con el tipo de maquinarias, por el uso de proceso de fusión con riesgo de quemaduras (en la manipulación de escorias y metal fundido)

MANGANESO

Símbolo químico Mn y número atómico 25

En 1774 el investigador Schule descubrió el manganeso en la ceniza de algunos vegetales, siendo Gabriel Bertrand quien investigó posteriormente su papel en la activación de lactasa y su presencia en la sangre, los huesos, el hígado, los riñones, el páncreas, la epífisis y la retina. También se encuentra manganeso en el pigmento de los mariscos y en los cabellos, uñas y huesos de los animales.

Un adulto sano tiene aproximadamente unos 20 mg de manganeso corporal; sin embargo, su acción no está influida por la cantidad sino, simplemente, por su presencia, aunque sea a muy bajas dosis. Esto explica que no se conozcan deficiencias en manganeso en el hombre a pesar de que apenas si absorbemos el 5% del total ingerido. Su absorción puede quedar bloqueada por el hierro, el calcio o el fósforo, eliminándose el exceso por heces en una cantidad aproximada de 4 mg/día.

Una de las mejores fuentes es el té inglés, ya que una taza suministra nada menos que 1 mg. También lo encontramos en frutos secos como las almendras y las nueces, los cereales integrales (blanqueados pierden hasta el 90% del manganeso), las hortalizas y las espinacas. Las especias contienen grandes cantidades. También hay manganeso en las harinas de los huesos, la carne y vísceras de los mamíferos y la leche. En la col, berros, dátiles, escarola, espárragos, lechuga, manzana, naranja, pera, polen, remolacha y zanahorias.

Funciones orgánicas

No es un elemento nutriente como los demás minerales, sino que lo podemos considerar como un catalizador, algo que debe estar presente para que se realicen funciones vitales, radicando su importancia en que es capaz de actuar así en docenas de funciones.

Aunque los estudios sobre este mineral no han hecho nada más que empezar, sabemos que influye en la formación del niño durante el embarazo e incluso que es decisivo para que se realicen las contracciones uterinas que avisan de la inminencia del parto. También y por motivos que se desconocen, aseguran un parto poco doloroso y sin complicaciones.

Reduce la predisposición mórbida a padecer enfermedades alérgicas y artríticas, y cuando la enfermedad está ya declarada, acorta el proceso.

Participa en la formación de los ácidos nucleicos.

Es necesario para el buen rendimiento del sistema nervioso a través de su acción sobre la colina.

Interviene en el metabolismo de las vitaminas C, H, B-1 y E.

Participa en la formación de la hemoglobina.

Es uno de los elementos esenciales en el ciclo de Kreps, interviniendo, por tanto, en la producción de la energía.

Interviene en la producción hormonal, especialmente las hormonas tiroideas, sexuales y pancreáticas.

Funciona como catalizador en el control del colesterol y la producción de glucógeno hepático.

Ayuda al crecimiento infantil a través de su acción sobre la síntesis de las proteínas.

Mejora la respuesta del organismo ante las enfermedades infecciosas y estimula la formación de anticuerpos e interferón endógeno.

Favorece la regeneración del sistema articular, óseo y cartilaginoso.

Aplicaciones no carenciales

Estas son las aplicaciones más recomendadas:

- Artritis y artrosis, reumatismos.
- Alergias en general, especialmente de vías respiratorias, incluidas las de tipo asmático.
- Jaquecas espasmódicas vasculares o de origen hepático.
- Urticarias, eczemas, picores y alergias cutáneas.
- Taquicardias, alteraciones de la tensión arterial (descompensada, variable).
- Aumento en la velocidad de sedimentación globular.
- Intolerancias digestivas de origen hepático.
- Hipertiroidismo.
- Dismenorreas, metrorragias, dificultades preparto.

- Mal drenaje de los productos catabólicos.
- Exceso de colesterol.
- Alteraciones del comportamiento con irritabilidad y ansiedad.
- Náuseas y vómitos inespecíficos.
- Ataxias, distrofias musculares, falta de energía.
- Zumbidos de oído, otosclerosis, hipoacusias.
- Ceguera.
- Esclerosis múltiple.
- Comportamiento inquieto, esquizofrenia leve.
- Epilepsia infantil.
- Altos niveles de cobre.
- Enfermedades cardiacas.
- Acetonemia infantil.
- Colitis por ansiedad.
- Ulcera gastroduodenal por nerviosismo.
- Cistitis infecciosa.
- Preventivo de la prostatitis.
- Litiasis renal.
- Tuberculosis renal evolutiva.
- Parotiditis con espasmofilia.
- Ciática.
- Falta de memoria en adultos.
- Degeneración grasa del hígado.

Toxicidad

Manganeso inhalado

La toxicidad por manganeso puede causar múltiples problemas neurológicos y es un reconocido peligro sanitario para las personas que inhalan polvo de manganeso, como soldadores y fundidores. A diferencia del manganeso ingerido, el manganeso inhalado es transportado directamente al cerebro antes de que pueda ser metabolizado en el hígado. Los síntomas de la toxicidad por manganeso por lo general aparecen lentamente en un periodo de meses y hasta años.

En su peor forma, la toxicidad por manganeso puede derivar en un trastorno neurológico permanente con síntomas similares a los de la enfermedad de Parkinson, incluyendo temblores, dificultad para caminar, y espasmos de los músculos faciales. Este síndrome, con frecuencia denominado manganismo, algunas veces se ve precedido por síntomas psiquiátricos como irritabilidad, agresividad, e incluso alucinaciones.

Además, la inhalación ambiental o laboral de manganeso puede causar una respuesta inflamatoria en los pulmones. Los síntomas clínicos de los efectos en el pulmón incluyen tos, bronquitis aguda, y disminución de la función pulmonar.

Tricarbonil Metilciclopentadienil Manganeso (MMT)

El MMT es un compuesto con manganeso utilizado en la gasolina como un aditivo antidetonante. Aunque en Canadá se ha utilizado con este propósito durante más de 20 años, la incertidumbre respecto a los efectos adversos en la salud por la inhalación de los gases emitidos, impidió a los EE.UU. aprobar su uso en la gasolina sin plomo. En 1995, un fallo de la corte de los EE.UU. permitió que el MMT estuviera disponible para uso generalizado en la gasolina sin plomo. Un estudio en Montreal, donde el MMT había sido usado durante más de 10 años, encontró que los niveles de manganeso en el aire eran similares a aquellos en las áreas donde no utilizaba MMT. Un estudio canadiense más reciente encontró concentraciones más altas de manganeso respirable en un área urbana versus una rural, pero las concentraciones promedio en ambas áreas estaban por debajo del nivel seguro establecido por la APA de los EE.UU. Sin embargo, el impacto de la exposición a largo plazo a bajos niveles de productos de combustión de MMT, aún no ha sido evaluado exhaustivamente y requerirá de estudios adicionales.

Manganeso ingerido

La ingesta elevada de manganeso desde el agua potable puede estar asociada con síntomas neurológicos similares a los de la enfermedad de Parkinson. Varios síntomas neurológicos fueron reportados en 25 personas que bebieron durante un periodo de dos a tres meses, el agua contaminada con manganeso, y probablemente, con otros de los contaminantes provenientes de pilas secas. Se encontró que los niveles de manganeso en el agua eran de 14 mg/litro después de dos meses del inicio de los síntomas, niveles que ya pudieron haber estado disminuyendo. Un estudio de adultos mayores en Grecia encontró una alta prevalencia de síntomas neurológicos en los expuestos a niveles de manganeso en el agua de 1.8-2.3 mg/litro, mientras que un estudio en Alemania no encontró evidencia de un incremento en los síntomas neurológicos en las personas que bebieron agua con niveles de manganeso entre 0.3-2.2 mg/litro, en comparación con las que bebieron agua que contenía menos de 0.05 mg/litro. El manganeso en el agua potable puede ser más tóxico que el manganeso en los alimentos.

Estudios más recientes han demostrado que los niños expuestos a niveles elevados de manganeso a través del agua potable experimentaron déficit cognitivo y conductuales. Otro estudio asoció los niveles elevados de manganeso en el agua corriente con los trastornos de conducta hiperactiva en niños.

La toxicidad por manganeso provocada sólo por alimentos no ha sido reportada en seres humanos, aunque ciertas dietas vegetarianas podrían aportar hasta 20 mg/día de manganeso.

Manganeso intravenoso

Se ha observado neurotoxicidad por manganeso en individuos que recibían nutrición parenteral total, tanto como resultado de un exceso de manganeso en la solución o como un contaminante incidental. Los neonatos son especialmente vulnerables a la neurotoxicidad asociada al manganeso. Los infantes que reciben NPT (nutrición parenteral) con manganeso pueden estar expuestos a concentraciones de manganeso 100 veces más altas que los infantes amamantados.

Individuos con mayor susceptibilidad a la toxicidad por manganeso.

Enfermedad hepática crónica: El manganeso se elimina del cuerpo principalmente en la bilis. Así, un deterioro de la función hepática puede llevar a una disminución de la excreción de manganeso. La acumulación de manganeso en individuos con cirrosis o falla hepática puede contribuir a problemas neurológicos y a síntomas parecidos a los de la enfermedad de Parkinson.

Recién nacidos: Los recién nacidos pueden ser más susceptibles a la toxicidad por manganeso debido a una mayor expresión de receptores para la proteína transportadora de manganeso (transferrina) en las células nerviosas en desarrollo y a la inmadurez del sistema de eliminación de bilis del hígado.

Poblaciones deficientes de hierro: Se ha demostrado que la deficiencia de hierro incrementa el riesgo de acumulación de manganeso en el cerebro.

Eliminación en el agua de bebida

El manganeso se encuentra frecuentemente en el agua como ión manganoso y bicarbonato manganoso. Las sales del manganeso son generalmente más solubles en soluciones ácidas que en soluciones alcalinas.

En algunas aguas superficiales y pozos poco profundos, se puede encontrar compuestos orgánicos y coloides de manganeso. También pueden existir bacterias de manganeso, similares a las ferrobacterias.

Generalmente el manganeso está presente junto al hierro, por esa razón la presencia de ambos hace más complicada la eliminación del agua, debido a que son solubles a diferentes pH.

La oxidación catalítica con el lecho, permite la eliminación del hierro y del manganeso, además del anhídrido sulfuroso, arsénico (a nivel trazas) y de otros metales pesados eventualmente presentes en el agua. El manganeso precipitado bajo forma de bióxido es retenido en el lecho filtrante, aumentando la cantidad de catalizadores disponibles.

Mediante un correcto tratamiento de oxidación con ozono con el sistema de mezcla apropiado, pueden conseguirse altos rendimientos de eliminación de hierro y manganeso incluso para altas concentraciones presentes.

El carbón activado remueve contaminantes orgánicos del agua por el proceso de adsorción, atrayendo y acumulándolo sobre la superficie.

MERCURIO

Símbolo químico Hg, número atómico 80.

De peso atómico 200.59, es un líquido blanco plateado a temperatura ambiente (punto de fusión -38.4°C o -37.46°F); ebulle a 357°C (675.05°F) a presión atmosférica. Es un metal noble, soluble únicamente en soluciones oxidantes. El mercurio sólido es tan suave como el plomo y forma soluciones llamadas amalgamas con algunos metales (por ejemplo, oro, plata, platino, uranio, cobre, plomo, sodio y potasio).

El mercurio se encuentra comúnmente como sulfuro HgS, con frecuencia como rojo de cinabrio y con menos abundancia como metalcinabrio negro. Un mineral menos común es el cloruro de mercurio. A veces, los minerales de mercurio contienen gotas pequeñas de mercurio metálico.

La tensión superficial de mercurio líquido es seis veces mayor que la del agua en contacto con el aire. Por consiguiente, el mercurio no puede mojar ninguna superficie con la cual esté en contacto. En aire seco el mercurio metálico no se oxida, pero después de una larga exposición al aire húmedo, el metal se cubre con una película delgada de óxido. No se disuelve en ácido clorhídrico libre de aire o en ácido sulfúrico diluido, pero sí en ácidos oxidantes (ácido nítrico, ácido sulfúrico concentrado y agua regia).

Las fuentes principales de las emisiones del mercurio en el Reino Unido son de la fabricación de la clorina en células del mercurio, la producción no ferrosa del metal, la combustión del carbón y la cremación. No hay que confundir con la creolina, un desinfectante natural que se extrae de la destilación seca de la madera.

Presencia en los alimentos

El mercurio se encuentra habitualmente en el medio ambiente en una gran variedad de formas y al igual que el plomo y el cadmio, es un metal pesado constitutivo de la tierra. En forma de metilmercurio ha sido perseguido duramente por los ecologistas, ya que es uno de los contaminantes marinos más intensos que existen, almacenándose en el hígado de los pescados azules. También suele estar presente en los abonos fungicidas de los cereales, y hasta en el agua potable.

El mercurio no es encontrado de forma natural en los alimentos, pero este puede aparecer en la comida, así como ser expandido en las cadenas alimentarias por pequeños organismos que son consumidos por los humanos, por ejemplo, a través de los peces.

Las concentraciones de mercurio en los peces usualmente exceden en gran medida las concentraciones en el agua donde viven. Los productos de la cría de ganado pueden también contener eminentes cantidades de mercurio.

 El mercurio no es comúnmente encontrado en plantas, pero este puede entrar en los cuerpos humanos a través de vegetales y otros cultivos, cuando sprais que contienen mercurio son aplicados en la agricultura.

Compuestos de mercurios

En sus compuestos, el mercurio se encuentra en los estados de oxidación y a menudo los átomos de mercurio presentan dos enlaces covalentes.

Algunas sales de mercurio son muy solubles en agua y por lo general, están disociadas. Las soluciones acuosas de estas sales reaccionan como ácidos fuertes a causa de la hidrólisis que ocurre.

Otras sales de mercurio también se disuelven en agua, pero en solución sólo están poco disociadas. Hay compuestos en que los átomos de mercurio están directamente enlazados a átomos de carbono o de nitrógeno.

Resumen de las propiedades

Es un metal líquido a temperatura ordinaria.

Liquido metálico, plateado, pesado y móvil.

Ligeramente volátil a temperatura ambiente.

Poco soluble en agua y alcohol.

Fuentes de intoxicación

El mercurio metal (Hg elemental) es poco soluble, poco tóxico, aunque puede emitir vapores que son tóxicos.

Compuestos inorgánicos:

Las sales mercuriales son tóxicas muy activas por ser más solubles. Ejemplos de ellas:

Cloruro mercúrico.

Yoduro de mercurio.

Nitrato ácido de mercurio.

Compuestos orgánicos:

Se incluyen en este grupo todos los compuestos en los cuales el mercurio forma un enlace con el átomo de carbono ejemplo:

Metilmercurio

Fenilmercurio

Etilmercurio

Utilidad industrial

El mercurio metálico se usa en interruptores eléctricos como material líquido de contacto, como fluido de trabajo en bombas de difusión en técnicas de vacío, en la fabricación de rectificadores de vapor de mercurio, bombillas fluorescentes, termómetros, barómetros, tacómetros y termostatos, y en la manufactura de lámparas de vapor de mercurio.

El mercurio en estos mecanismos está atrapado y usualmente no causa ningún problema de salud. De cualquier manera, cuando un termómetro se rompe una exposición significativamente alta al mercurio ocurre a través de la respiración, esto ocurrirá por un periodo de tiempo corto mientras este se evapora.

Se utilizaba en amalgamas de plata para empastes de dientes. Los electrodos normales de calomel son importantes en electroquímica como referencia en la medición de potenciales, en titulaciones potenciométricas y en la celda normal de Weston.

En concreto

El mercurio es una sustancia que se utiliza en:

Medicamentos: Antisépticos, Fungicidas, Diuréticos, Preparación de amalgamas (en desuso).

Minería

Fabricación de termómetros y barómetros.

Fabricación de lámparas de mercurio.

Fabricación de acumuladores de ferroníquel.

Fabricación de joyas.

Presencia ambiental

Agresores ambientales son las plantas de cloro-álcali que fabrican productos como cloro y policloruro de vinilo (PVC), incineradores de basura, hornos de cemento, y la extracción de oro.

Estas industrias cargan nuestro entorno con formas inorgánicas de mercurio que posteriormente al llegar a la tierra y agua, se convierten en un tipo de mercurio llamado metilmercurio (MeHg), el cual, luego se acumula en el pescado que se consume.

Las amalgamas dentales se componen de 50 % de mercurio elemental. Esta forma de mercurio se evapora de la superficie de la amalgama y es inhalado y absorbido en el torrente sanguíneo, y luego se convierte en mercurio inorgánico, la forma más tóxica de mercurio para las células que se acumula en mayor cantidad en los órganos de eliminación -tiene un nivel 100 veces más elevado en los riñones y el hígado, que en el cerebro-, pero cuando logra llegar al cerebro, es mucho más perjudicial que cualquier otra forma.

El azufre, es el ligando preferido del mercurio, especialmente una forma reducida llamada tiol. Los tioles se encuentran en todo el cuerpo; por ejemplo, la cisteína y el glutatión. Las enzimas utilizan metales beneficiosos para realizar sus funciones y mantener a esos metales bajo control, con los grupos tiol, pero el mercurio tiene una afinidad mucho mayor con los tioles que con los metales beneficiosos, como el zinc.

El mercurio se empleaba en la agricultura como fungicida en la conservación de simientes, en la industria papelera, en la producción de cloruro sódico, de acetaldehído, del difundido PVC y otros productos, llegando por distintos conductos al agua, como vertidos industriales y a través del terreno.

Las intoxicaciones profesionales por mercurio se conocían antiguamente, siendo comunes en ciertos oficios, particularmente entre los sombrereros y en industrias relacionadas con el fieltro, pero a partir de 1953 se empezó a estudiar el hidrargirismo (intoxicación crónica) al detectar intoxicación en pescadores japoneses y sus familias. Luego murieron gatos alimentados con restos de pescados y moluscos; y finalmente se detectó mercurio en el agua y en la carne de los pescados, sobrepasando las concentraciones normales hasta 10.000 veces más. Y se comprobó el fenómeno de concentración en la cadena de alimentación o trófica de los organismos acuáticos.

Efectos sobre la salud

Absorción

Vía respiratoria: Se absorben vapores de mercurio y los derivados orgánicos del mercurio.

Vía digestiva: El mercurio metálico no se absorben por esta vía, los compuestos orgánicos e inorgánicos sí se absorben.

Vía cutánea: Se absorben fundamentalmente los derivados orgánicos mercuriales.

Distribución y Metabolismo

Mercurio elemental: Liposoluble

Mercurio inorgánico: Hidrosoluble

Mercurio orgánico: Liposoluble

Compuestos inorgánicos: Se acumulan preferentemente en los riñones.

Compuestos orgánicos: En la sangre se fijan a los glóbulos rojos principalmente a los grupos sulfidrilo de la hemoglobina. Se acumulan en el sistema nervioso central, hígado y riñones. Todas las formas de mercurio atraviesan la placenta.

Eliminación

El mercurio inorgánico no absorbido se excreta por las heces, el absorbido se excreta por el colon, riñones, saliva y pequeñas cantidades por sudor y faneras (piel).

Metilmercurio: Excretado por las heces.

Vida media

Compuestos inorgánicos 40 días. Compuestos orgánicos 60 días.

Mecanismo de acción tóxico

Alteraciones de actividad enzimática.

Inhibe la síntesis de proteína.

Inhibe la síntesis de DNA y RNA.

Inhibe la glucolisis y el ciclo Krebs en células nerviosas.

Altera las membranas celulares de los lisosomas, peroxisomas y mitocondrias, produciendo mercurialismo o hidrargirismo que es el conjunto de los trastornos patológicos.

La exposición al mercurio ocasiona un polimorfismo genético de la coproporfirinógeno oxidasa (CPOX4) que afecta la susceptibilidad en funciones neurocomportamentales específicas asociadas con la exposición al mercurio.

Un estudio relacionado donde participaron 330 niños con la variante CPOX4, publicado en 2012, encontró que los que tenían rellenos de mercurio tuvieron un desempeño significativamente menor en las pruebas anuales de memoria, concentración y otras actividades neurológicas, en comparación con los niños que recibieron tratamientos libres de mercurio.

En los seres humanos, la contaminación de mercurio por consumir mariscos (metilmercurio), suele ser evaluada al medir la concentración de mercurio en el cabello, mientras que la exposición al mercurio de otras fuentes (mercurio elemental e inorgánico) suele ser medida al analizar la sangre u orina.

Daños definidos en humanos

Daño al sistema nervioso

Daño a las funciones del cerebro

Daño al ADN y cromosomas

Reacciones alérgicas, irritación de la piel, cansancio, y dolor de cabeza

Efectos negativos en la reproducción, daño en el esperma, defectos de nacimientos y abortos.

Los daños a las funciones del cerebro pueden causar la degradación de la habilidad para aprender, cambios en la personalidad, temblores, cambios en la visión cromática, sordera, incoordinación de músculos y pérdida de la memoria. Daño en algún cromosoma que causa mongolismo.

Efectos ambientales

El mercurio entra en el ambiente como resultado de la ruptura de minerales de rocas y suelos a través de la exposición al viento y agua. La liberación de mercurio desde fuentes naturales ha permanecido en el mismo nivel a través de los años.

Ahora las concentraciones de mercurio en el medioambiente están creciendo, debido a la actividad humana. La mayoría del mercurio liberado por las actividades humanas es liberada al aire, a través de la quema de productos fósiles, minería, fundiciones y combustión de residuos sólidos.

Algunas formas de actividades humanas liberan mercurio directamente al suelo o al agua, por ejemplo, la aplicación de fertilizantes en la agricultura y los vertidos de aguas residuales industriales. Todo el mercurio que es liberado al ambiente eventualmente terminará en suelos o aguas superficiales. El mercurio del suelo puede acumularse en los champiñones.

Aguas superficiales ácidas pueden contener significantes cantidades de mercurio. Cuando los valores de pH están entre cinco y siete, las concentraciones de mercurio en el agua se incrementarán debido a la movilización del mercurio en el suelo. El mercurio que ha alcanzado las aguas superficiales o suelos, los microorganismos pueden convertirlo en metilmercurio, una substancia que puede ser absorbida rápidamente por la mayoría de los organismos y es conocido que daña al sistema nervioso.

Los peces son organismos que absorben gran cantidad de metilmercurio en el agua superficial cada día. Como consecuencia, puede acumularse en peces y en las cadenas alimenticias de las que forman parte.

Los efectos del mercurio en los animales son daño en los riñones, trastornos en el estómago, daño en los intestinos, fallos en la reproducción y alteración del ADN.

Dosis Tóxicas

Varía dependiendo de la solubilidad, la vía de exposición y el tipo de compuesto de mercurio.

Los niños que recibieron vacunas a una edad más temprana fueron significativamente más propensos a ser hospitalizados o morir, en comparación con los niños que recibieron esas vacunas a una edad más tardía. Hay estudios que indican que un bebé de 6 meses de edad que recibió vacunas conservadas con timerosal de acuerdo con el programa de vacunación recomendado por los CDC, había recibido la excesiva cantidad de 187.5 microgramos de mercurio. De hecho, según los modelos, los niveles de mercurio en la sangre y el cuerpo habían alcanzado su punto máximo a los 6 meses de edad con el nivel sorprendentemente alto de 120 nanogramos/litro. Para poner esto en perspectiva, los CDC clasifican la intoxicación por mercurio como niveles de mercurio en la sangre superiores a 10 ng/L".

Tratamiento natural

La intoxicación leve, la más frecuente, se manifiesta por gastroenteritis, aumento de la saliva, vómitos, gingivitis y alteraciones del carácter. Si la contaminación es en la piel, quizá baste con un lavado con agua y jabón. Internamente se emplearán aminoácidos para provocar una quelación del mineral y así poderse eliminar.

El cilantro (*Coriandrum sativum*), una de las plantas medicinales más antiguas empleada como condimento, de la cual se emplean sus semillas, es un agente quelante para el mercurio, además de ser útil en trastornos digestivos, flatulencia e inapetencia, como tonificante del sistema nervioso y antiespasmódico. Masticar unas hojas o los frutos secos elimina el mal aliento de los fumadores, aunque en dosis altas puede producir un efecto similar a las borracheras por su efecto tóxico sobre el sistema nervioso.

Dietas desintoxicantes

Las dietas de desintoxicación y las recetas de desintoxicación son más populares que nunca, gracias a celebridades como Gwyneth Paltrow y Beyonce. y la mayoría conducen a una pérdida de peso drástica, pero la desintoxicación saludable se centra en los beneficios a largo plazo, tanto físicos como mentales, de la limpieza de su cuerpo. Aquí hay algunas formas básicas para desintoxicarse naturalmente.

Limpiar el cuerpo

Muchas limpiezas corporales naturales incluyen de uno a tres días de ayuno para eliminar cualquier alimento no digerido de su sistema, pero tenga cuidado pues puede desarrollar arritmias.

Beber agua

El agua es un limpiador natural del cuerpo. Se puede añadir unas gotas de limón recién exprimido o un par de rodajas de pepino. Otra gran fuente de agua es el té, especialmente el té verde rico en antioxidantes.

Cambiar la dieta

Para la desintoxicación natural, no hay que limitarse a las frutas y verduras crudas. Puede ser más fácil simplemente evitar alimentos específicos que no son saludables. Una buena manera de comenzar es eliminar los productos lácteos, los granos con gluten, la carne y los mariscos.

También evitar los edulcorantes artificiales, azúcares refinados y alimentos procesados que son altos en grasas saturadas.

Cantidad correcta de vitaminas y minerales

La desintoxicación natural implica no solamente eliminar toxinas y alimentos dañinos, sino en emplear productos de la tierra que tengan buenas propiedades depurativas. En este sentido, hay que obtener las vitaminas y minerales que el cuerpo necesita para funcionar de la mejor manera.

Muchas forman parte de procesos enzimáticos y otras actuarán como elementos quelantes, así que no las considere solamente desde el punto de vista nutricional.

Hay alimentos especialmente recomendados, como las zanahorias, brócoli, aguacate, frutas de color naranja, cítricos, plátanos y verduras de hoja verde.

Hierbas y especias

Las hierbas y las especias culinarias pueden ayudar al cuerpo a eliminar toxinas y digerir los alimentos adecuadamente. Son como una farmacia natural en su propia cocina. La Agencia para la Investigación y Calidad del Cuidado de la Salud de Estados Unidos, ha demostrado que ciertas hierbas y especias, como el cardo mariano (Silybum marianum), el clavo (Eugenia aromatica), el ajo (Allium sativum) y la cúrcuma (Curcuma longa), así como el jengibre, tienen propiedades antioxidantes y antiinflamatorias. El ajo puede ayudar a reducir la presión arterial y aliviar las úlceras, por ejemplo, mientras que la cúrcuma puede proteger contra algunos tipos de cáncer e inflamaciones.

Pero todo esto que le estamos diciendo debe formar parte de su vida, no solamente durante una corta temporada. Le será de gran ayuda junto al ejercicio y la meditación.

Homeopática

En homeopatía tiene efectos muy beneficiosos como Mercurius solubilis o corrosivus.

Mercurius solubilis

Es adecuado en la patología bucal en general, amigdalitis, otitis media, inflamaciones de ojos y párpados, inflamación de la cápsula sinovial y ovaritis.

Se empleará en los escalofríos, el exceso de sudor y cuando la enfermedad mejore con el reposo y el tiempo suave.

En los problemas de garganta como amigdalitis, gingivitis, paperas y estomatitis, administrar 7-15 CH cuatro veces al día. En las afecciones urinarias y genitales la misma dosis a la 9 CH y en los trastornos emocionales bastará una dosis semanal a la 30 CH.

Mercurius corrosivus (cloruro de mercurio)

Es adecuado en las inflamaciones e infecciones del intestino grueso, mucosa bucal, así como en la psicosis.

Utilización en psiquiatría: Pacientes con un alto grado de insatisfacción vital e intolerancia hacia su medio. Malhumor, depresión e insomnio.

Mercurius iodatus

Se empleará en las amigdalitis, inflamaciones de ovarios y trompas, exceso de saliva, dientes flojos, otitis, diarreas sanguinolentas, enuresis, inquietud, insomnio, sudoración excesiva nocturna, sensibilidad al frío y al lecho caliente, y lengua saburral.

MOLIBDENO

Símbolo químico Mo, número atómico 42.

Descubierto en 1911 y confirmada su presencia en ciertas crucíferas y leguminosas en 1942, posteriormente se encontró también en los moluscos y el hígado de peces, así como en la corteza terrestre en forma de Wolfenita y Molibdenita.

Las necesidades diarias se consideran que deben ser de 1 a 2 mg/día y la dosis tóxica de 15 mg/día, estimándose que se absorbe algo más del 50% del ingerido. Las reservas, de unos 9 mg, se concentran principalmente en los huesos y los riñones.

Funciones orgánicas

Está presente en diversos sistemas enzimáticos, entre ellos la xantina oxidasa, cuya función para el metabolismo del hierro es esencial, mientras que ejerce cierto antagonismo en la asimilación del cobre. Como catalizador o coenzima de la nitrato reductasa, descompone ciertas proteínas en ácido úrico, al mismo tiempo que es indispensable para la fijación y utilización del nitrógeno. También actúa en el buen funcionamiento hepático y regula la oxidación de las grasas.

Procedencia

Clara de huevo.

Peces, especialmente las sardinas, los boquerones, la caballa, el bonito y la mayoría de los pescados azules, estando muy concentrado en el hígado.

Las legumbres comunes cosechadas en suelos alcalinos.

Las coles y sus derivados, como por ejemplo el repollo y el brécol.

Las algas marinas.

Los mariscos y moluscos.

Aplicaciones terapéuticas

Lo utilizamos con mucha frecuencia en los casos de gota o exceso de ácido úrico en sangre, en las caries dentales (como preventivo), en la fatiga crónica y en la pérdida de peso, siendo de gran utilidad en los casos de impotencia sexual. Es un buen antioxidante.

Se empleará también en:

Las enfermedades hepáticas, esencialmente en el hígado graso y las hepatitis tóxicas.

Trastornos emocionales como irritabilidad e insomnio.

Astenia y fatiga.

Enfermedades infecciosas en general, incluidas las víricas y como protección contra el cáncer.

Intoxicación por cobre.

Retraso en el crecimiento infantil, caries y anemia.

Alteraciones digestivas de origen hepático.

Exceso de cobre y ácido úrico.

Artritis, alcoholismo, problemas de asimilación de nutrientes y para movilizar el hierro en casos de exceso.

Dosis catalítica: 1,5 mg/día

Últimos descubrimientos

Se encontraron correlaciones significativas entre la proporción de personas mayores de 90 años de edad por cada 100.000 habitantes y oligoelementos, incluyendo molibdeno, en suelos, agua potable, y arroz, lo cual constituye elementos fundamentales de su medio natural. El porcentaje de personas de larga vida (>80 años) en Zhongxiang (provincia de Hubei) también está positivamente vinculado con el contenido de molibdeno en sus alimentos básicos, especialmente el arroz. En estas regiones, es probable que las combinaciones de oligoelementos contribuyan a la salud optima y longevidad.

En los seres humanos, la terapia con tetratiomolibdato ha sido desarrollada para la enfermedad de Wilson, una enfermedad genética en la cual la acumulación de cobre en los tejidos conduce al daño de hígado y el cerebro. Recientemente, el uso de tetratio molibdato ha sido explorado para el tratamiento del cáncer y enfermedades inflamatorias.

El tetratiomolibdato de amonio es una sustancia en estudio para el tratamiento de muchos tipos de cáncer, pues extrae el cobre del cuerpo y podría prevenir la formación de vasos sanguíneos nuevos que los tumores necesitan para crecer y podría destruir células cancerosas. El tetratiomolibdato de amonio es un tipo de quelante y un tipo de antiangiogénico.

Se han descrito deficiencias genéticas y nutricionales de molibdeno, aunque son raras. En 1967 se describió una deficiencia genética de sulfito oxidasa en un niño. Se produjo por la incapacidad de formar la coenzima de molibdeno, a pesar de la presencia de la suficiente cantidad de este elemento. La deficiencia causó discapacidad intelectual, convulsiones, opistótonos (posición corporal anormal) y luxación del cristalino.

En un paciente con nutrición parenteral total prolongada, se produjo una deficiencia de molibdeno que causó intoxicación por sulfito. Los síntomas fueron taquicardia, jaqueca, náuseas, vómitos y coma. Las pruebas de laboratorio mostraron concentraciones elevadas de sulfito y xantina, y niveles bajos de sulfato y ácido úrico en sangre y en orina. La administración de 300 mcg/día de amonio molibdato por vía IV produjo una notable recuperación.

Intoxicación

Un caso de intoxicación con molibdeno pudo haber ocurrido en 1961; provocó signos y síntomas similares al bocio y trastornos digestivos, hepáticos y renales.

El exceso de consumo de molibdeno causa enfermedades fatales por deficiencia de cobre en animales de pastoreo.

La Junta de Alimentos y Nutricionales (JAN/FNB) del Instituto de Medicina encontró poca evidencia que el exceso de molibdeno se asocia con resultados adversos para la salud de las personas generalmente sanas.

NÍQUEL

Símbolo químico Ni y número atómico 28.

Está situado en el grupo 10 de la tabla periódica de los elementos.

Este mineral, presente en la naturaleza como calcopirita, garnierita y nicolita, fue descubierto en los años 50 como un nutriente esencial en animales, vegetales y seres humanos, y eso que se le consideraba antes como un elemento traza, apenas presente en el hombre. Lo que motivó su estudio posterior fue el descubrir que, aunque en cantidades ínfimas, estaba distribuido por todos los tejidos orgánicos, especialmente en los huesos, aunque no parece que tenga una relación directa con su crecimiento o metabolismo.

Muchas, aunque no todas, hidrogenasas (enzimas) contienen níquel, especialmente en aquellas cuya función es oxidar el hidrógeno. Parece que el níquel sufre cambios en su estado de oxidación, lo que indica que el núcleo de níquel es la parte activa de la enzima. El níquel está también presente en la enzima metil CoM reductasa y en bacterias metanogénicas y tiene, además, un estado metaestable.

Procedencia

Se encuentra en estado natural en los ajos, las cebollas, las algas marinas y de agua dulce, el apio, los berros, los champiñones, las espinacas, las habas, las judías verdes, el maíz, la patata, los tomates, las peras, las uvas, las ciruelas y la col. También en plantas medicinales como el tomillo, el romero, las hojas de olivo y las raíces de diente de león y bardana. Los caracoles terrestres son una fuente interesante de níquel, lo mismo que las lapas de mar.

El níquel aparece en forma de metal en los meteoritos junto con el hierro (formando las aleaciones kamacita y taenita) y se encuentra en el núcleo de la Tierra también junto al hierro e iridio, formando entre estos tres metales una aleación dura y pesada cuando el planeta ardía.

Combinado se encuentra en minerales diversos como garnierita (uno de los minerales más utilizados en la extracción del níquel), millerita, pentlandita y pirrotina y los sulfuros (sulfuros de hierro y níquel, pentlandita y pirrotita).

Funciones orgánicas

Como catalizador parece ser que interviene de alguna manera en el funcionamiento cardiaco y la regulación de la tensión arterial. El hígado también es muy sensible a la carencia de níquel. Otros estudios hablan de cierta influencia en el metabolismo de las grasas, en la regulación del apetito y en potenciar la acción de la insulina. Sus efectos sobre las glándulas endocrinas y en los mecanismos de adaptación están siendo avalados por numerosos especialistas en nutrientes, aunque posiblemente no puede trabajar aislado y necesita ir unido a otros oligoelementos, como el cinc y el cobalto, o a la vitamina E. Actúa también en sinergia con el hierro y el manganeso.

Es un regulador del metabolismo del páncreas, por ello es de gran utilidad en las personas que tienen diabetes, hipoglucemias, y trastornos digestivos. Interviene en la formación del glucógeno hepático.

Efectos ambientales

El níquel es liberado al aire por las plantas de energía y las incineradoras de basuras. Este se depositará en el suelo o caerá después de reaccionar con las gotas de lluvia. Usualmente, lleva un largo periodo de tiempo para que el níquel sea eliminado del aire, pudiendo también terminar en la superficie del agua cuando es parte de las aguas residuales.

La mayor parte de todos los compuestos del níquel que son liberados al ambiente se absorberán por los sedimentos o partículas del suelo y llegará a inmovilizarse. En suelos ácidos, el níquel se une para llegar a ser más móvil y a menudo alcanza el agua subterránea. No hay mucha más información disponible sobre los efectos del níquel en los organismos y los humanos.

Sabemos que las altas concentraciones de níquel en suelos arenosos pueden dañar a las plantas y que altas concentraciones en aguas superficiales puede disminuir el rango de crecimiento de las algas. Los microorganismos pueden también sufrir una disminución del crecimiento debido a la presencia de níquel, pero ellos usualmente desarrollan resistencia al níquel.

Para los animales, el níquel es un elemento esencial en pequeñas cantidades, pero también es peligroso cuando se excede la máxima cantidad tolerable, pudiendo causar varios tipos de cánceres en diferentes lugares de los cuerpos de los animales, mayormente en aquellos que viven cerca de refinerías. Afortunadamente, es posible que no se acumule en la cadena alimentaria, sea animales o plantas.

Utilidad industrial

Los minerales que contienen níquel, como la niquelina, se han empleado para colorear el vidrio.

La primera moneda de níquel puro se acuñó en 1881.

Aproximadamente el 65% del níquel consumido se emplea en la fabricación de acero inoxidable austenítico y otro 12% en superaleaciones de níquel. El restante 23% se reparte entre otras aleaciones, baterías recargables, catálisis, acuñación de moneda, recubrimientos metálicos y fundición. También:

Como aleación para imanes.

Para apantallar campos magnéticos por su elevada permeabilidad magnética.

Las aleaciones níquel-cobre (monel) son muy resistentes a la corrosión, utilizándose en motores marinos e industria química.

La aleación níquel-titanio (nitinol-55) presenta el fenómeno de efecto térmico de memoria y se usa en robótica, también existen aleaciones que presentan superplasticidad.

Crisoles de laboratorios químicos.

Como catalizador de la hidrogenación de aceites vegetales.

Se emplea para la acuñación de monedas, a veces puro y, más a menudo, en aleaciones como el cuproníquel.

Toxicidad

La exposición al níquel metal y sus compuestos solubles no debe superar los 0,05 mg/cm3, medidos en niveles de níquel equivalente para una exposición laboral de 8 horas diarias y 40 semanales. Los vapores y el polvo de sulfuro de níquel, se sospecha que sean cancerígenos.

El carbonilo de níquel generado durante el proceso de obtención del metal, es un gas extremadamente tóxico. Las personas sensibilizadas pueden manifestar alergias al níquel.

La cantidad de níquel admisible en productos que puedan entrar en contacto con la piel está regulada en la Unión Europea; a pesar de ello, la revista Nature publicó en 2002 un artículo en el que investigadores afirmaban haber encontrado en monedas de 1 y 2 euros niveles superiores a los permitidos, quizá debido a una reacción galvánica.

Las dosis tóxicas se dan con cierta frecuencia en personas que manejan utensilios a partir de cinc, bien sea en pulseras o joyas (se absorbe cuando los poros están dilatados por el sudor) y en los cacharros de cocina que tienen aleaciones con níquel, el cual es liberado por el calor y el fregado continuado. Las margarinas también contienen dosis significativas de níquel, ya que se emplea para hidrogenarlas o endurecerlas. El humo del tabaco, sin embargo, es el mayor causante del exceso de níquel en las personas, ya que además se incrusta en los pulmones y termina siendo un cancerígeno importante.

El chocolate y las grasas son conocidos por contener altas cantidades. El níquel es tomado y este aumentará cuando la gente come grandes cantidades de vegetales procedentes de suelos contaminados. Es conocido que las plantas acumulan níquel y como resultado la toma de níquel de los vegetales será eminente. Finalmente, el níquel puede ser encontrado en detergentes.

En pequeñas cantidades el níquel es esencial, pero cuando es tomado en muy altas cantidades este puede ser peligroso para la salud humana.

Consecuencias de la intoxicación:

Elevadas probabilidades de desarrollar cáncer de pulmón, nariz, laringe y próstata.

Enfermedades y mareos después de la exposición al gas de níquel.

Embolia de pulmón.

Fallos respiratorios.

Defectos de nacimiento.

Asma y bronquitis crónica.

Reacciones alérgicas como son erupciones cutáneas, mayormente de las joyas.

Desordenes del corazón.

Aplicaciones médicas

Cirrosis hepática, osteoporosis, defectos en el crecimiento, fracturas, insuficiencia renal, intoxicación por mercurio (aplicarlo junto con selenio), alteraciones de la digestión de las grasas, estreñimiento.

Se puede emplear en todos los síndromes de desadaptación, el envejecimiento prematuro y el estrés.

En las enfermedades infecciosas, convalecencias y estados de agotamiento. Para mejorar la cicatrización de las heridas. Anemias.

La dosis terapéutica recomendada es de 100 mcg/día.

Dosis catalítica: 1,5 mg/día

PLATA

Símbolo químico Ag, número atómico 47.

Está situado en el grupo 11 de la tabla periódica de elementos.

Es un metal de transición blanco, brillante, blando, dúctil, maleable.

Se encuentra en la naturaleza formando parte de distintos minerales (generalmente en forma de sulfuro) o como plata libre. Es muy común en la naturaleza, de la que representa una parte en 5 mil de la corteza terrestre. La mayor parte de su producción se obtiene como subproducto del tratamiento de las minas de cobre, zinc, plomo y oro.

La Conferencia Americana de Higienistas Industriales Gubernamentales ha establecido valores límites umbrales separados para la plata metálica (0.1 mg / m3) y compuestos solubles de plata (0.01 mg / m3). Por otro lado, el límite de exposición permisible (PEL) recomendado por la Administración de Seguridad y Salud Ocupacional y la Administración de Seguridad y Salud Minera y el límite de exposición recomendado establecido por el Instituto Nacional de Seguridad y Salud Ocupacional, es de 0.01 mg / m3 para todas las formas de plata.

Toxicidad

Las partículas de plata muy pequeñas pueden ingresar al cuerpo a través de las glándulas sudoríparas exocrinas o mediante punciones. Estos depósitos, que permanecen en la piel indefinidamente, son de color marrón claro a azul oscuro y se ven como pequeños parches redondos u ovales. Las áreas más comúnmente afectadas son las manos, los ojos y las membranas mucosas. Los efectos adversos de la exposición crónica a la plata son:

Formas solubles de plata:

Decoloración permanente de color gris azulado de la piel (argiria) o de los ojos (argirosis). También daño hepático y renal, irritación de los ojos, piel, vías respiratoria e intestinal y cambios en las células sanguíneas.

Plata metálica:

La plata metálica parece representar un riesgo mínimo para la salud, aunque varios factores influyen en la capacidad de un metal para producir efectos tóxicos en el cuerpo; estos incluyen la solubilidad del metal, la capacidad para unirse a sitios biológicos, y el grado en que los complejos metálicos formados son secuestrados o metabolizados y excretados. Los estudios existentes parecen demostrar que algunas formas de plata son más tóxicas que otras.

La amplia variedad de usos de la plata permite la exposición a través de varias rutas de entrada al cuerpo. La ingestión es la ruta principal de entrada para los compuestos de plata y las proteínas de plata coloidal. La inhalación de polvos o humos que contienen plata ocurre principalmente en entornos ocupacionales. El contacto con la piel ocurre en entornos ocupacionales, a partir de la aplicación de cremas para quemaduras. La plata también puede obtener entrada en el cuerpo mediante el uso de agujas de acupuntura, amalgamas dentales o heridas por punción accidentales.

Los compuestos de plata solubles se absorben más fácilmente que la plata metálica o insoluble y, por lo tanto, tienen el potencial de producir efectos adversos sobre el cuerpo humano. Los síntomas agudos de la sobreexposición al nitrato de plata son disminución de la presión arterial, diarrea, irritación estomacal y disminución de la respiración. Los síntomas crónicos de la ingesta prolongada de bajas dosis de sales de plata son la degeneración grasa del hígado y los riñones, y los cambios en las células sanguíneas.

Usos industriales

La plata es un elemento de origen natural. Es un poco más duro que el oro y es muy dúctil y maleable. La plata pura tiene la conductividad eléctrica y térmica más alta de todos los metales y tiene la menor resistencia de contacto.

Durante 2003, las aplicaciones industriales, joyería y platería, y la industria fotográfica, fueron los mayores consumidores de plata, usando 40, 31 y 22%, respectivamente. La industria fotográfica utiliza las propiedades fotosensibles de los haluros de plata.

Usos medicinales

Las civilizaciones antiguas conocían las propiedades bactericidas de la plata y se empleaba para prótesis quirúrgicas y férulas, fungicidas y monedas. Los compuestos de plata solubles, tales como sales de plata, se han usado en el tratamiento de enfermedades mentales, epilepsia, adicción a la nicotina, gastroenteritis y enfermedades infecciosas, que incluyen sífilis y gonorrea.

El uso más amplio y mejor conocido de la plata en medicina está en combinación con sulfadiazina, donde se convierte en un agente antibacteriano tópico para el tratamiento de quemaduras. Las proteínas coloidales de plata fueron usadas en un momento para combatir los resfriados y una vez más están ganando popularidad como un suplemento dietético para tratar ciertas enfermedades.

Se encontró que los sistemas biológicos de diferentes grupos taxonómicos se inhiben a concentraciones de nanopartículas de plata dentro del mismo orden de magnitud. Por lo tanto, la toxicidad de los nanomateriales en los sistemas biológicos / vivos, resultó contraria a lo esperado. El hecho de que las células y los virus se inhiban con una concentración de nanopartículas de plata dentro del mismo orden de magnitud, podría explicarse teniendo en cuenta que las nanopartículas de plata afectan los mecanismos celulares muy primitivos, al interactuar con estructuras fundamentales de células y virus.

Plata coloidal

Se trata de un coloide compuesto por nanopartículas de plata de alta pureza, con carga eléctrica, que miden entre 5nm y 100nm, y se encuentran suspendidas en agua purificada y destilada.

Que estas partículas de plata se mantengan suspendidas en esta agua es posible gracias a la carga eléctrica que poseen, y reflejan y difractan la luz, lo que provoca que la solución tenga cierto color.

Características

Existen una serie de características fundamentales que hacen que la plata coloidal, sea coloidal. La primera de esas características es que las nanopartículas de plata midan entre 5nm y 100nm. La segunda característica es que esas nanopartículas de plata tengan carga eléctrica idéntica para repelerse y poder mantenerse suspendidas en su medio.

La plata coloidal es fabricada a través de un proceso de electrólisis. A través de este proceso se separan los distintos elementos. Se aplica una corriente continua mediante electrodos conectados a una fuente de alimentación y sumergidos en la solución.

Esta solución es oxigenada continuamente manteniendo en movimiento la plata coloidal. Al final, las partículas de plata que se generan quedan cargadas eléctricamente, y al tener la misma carga provoca que se repelan entre sí, lo que hace que se queden suspendidas en la solución.

El agua utilizada para la fabricación de plata coloidal es sometida a un proceso de ósmosis inversa. Este proceso es una de las tecnologías más reconocidas y usadas internacionalmente en el tratamiento de agua para consumo humano, debido al alto grado de pureza, logrando eliminar los contaminantes presentes en el agua.

Antes de 1938 la plata coloidal ya tenía más de 95 usos registrados. Algunos de los más conocidos eran el tratamiento de la amigdalitis, la tos ferina, catarro nasal, gonorrea, hemorroides, infecciones de estreptococos, meningitis, etc.

En la actualidad, los fabricantes de plata coloidal la usan para tratar las mismas enfermedades, pero sin ser necesaria prescripción médica.

En Estados Unidos, por ejemplo, es comercializada y usada como un suplemento mineral ya que, hace un tiempo, la FDA decidió quitar a la plata coloidal su estatus de droga.

Sin embargo, la respuesta de los organismos estatales es similar al resto de los productos naturales y alegan que se necesitan más estudios para evaluar su efectividad y toxicidad. La Administración de Drogas y Alimentos (FDA)'no apoya su uso para venta libre. Según las primeras consideraciones, los productos de plata coloidal pueden interactuar con los medicamentos, como aquellos que contienen penicilamina (Cuprimine, Depen), los antibióticos de la familia de las quinolonas, los medicamentos con tetraciclina y los que tienen tiroxina (Unithroid, Levoxyl, Synthroid). Aunque el hecho de que "puedan" interactuar no significan que lo hagan y ni siquiera sabemos cómo han llegado a esta conclusión tan imprecisa, pero lo cierto es que en la actualidad los fabricantes se encuentran en una situación de no aceptación legal.

Otras aplicaciones sujetas a control sanitario

En este sentido, no se recomiendan agujas de acupuntura de plata.

Aunque no parece que aquellos trabajadores de joyería o de producción de artículos plateados puedan acusar argiria, para quienes manejan solución de plata o haluro de plata insolubles, se recomienda el uso de guantes protectores.

Los trabajadores involucrados en el pulido de cubiertos de plata con pastas abrasivas y una rueda pulidora de tela o fibra vegetal, pueden acusar depósitos en la conjuntiva, aunque no declararse argiria generalizada.

Las formas homeopáticas, como por ejemplo argentum nitricum, elaborado a partir del nitrato de plata, no se consideran tóxicas.

Intoxicación

La terapia de quelación y la dermoabrasión son ineficaces para eliminar los depósitos de plata del cuerpo. No existe un tratamiento efectivo para la argiria.

PLOMO
Número atómico 82, símbolo Pb

El plomo es un elemento natural que se encuentra en el grupo 14 de la tabla periódica, con un peso atómico de 207.; es de color gris-azulado, usualmente combinado con dos o más elementos para formar componentes de plomo.

Es un metal gris-azulado, que existe naturalmente en pequeñas cantidades en la corteza terrestre y se encuentra ampliamente distribuido en el ambiente. La mayor parte proviene de actividades como la minería, manufactura industrial y de quemar combustibles fósiles.

El plomo y el zinc están asociados en yacimientos minerales, a veces íntimamente mezclados y otras veces lo bastante separados como para que puedan extraerse minerales en los que predominan uno de los metales, aunque raramente está exento del otro. Su distribución geológica y geográfica es casi idéntica.

Lo vemos en yacimientos formados a poca profundidad en rocas sedimentarias y sin ninguna relación aparente en rocas ígneas. Se presentan en forma de estratos tubulares de sustitución, generalmente en calizas y dolomitas. Los minerales de éste tipo suelen contener galena, esfalerita y piritas. Pocas veces contienen oro, plata o cobre en grado apreciable. Éstos yacimientos están distribuidos por todo el mundo, hay extensos y de importancia comercial. Algunos ejemplos son, yacimientos del Valle del Mississippi, Silesia y Marruecos.

Existen filones originados a temperatura y presión elevada en rocas ígneas o genéticamente asociadas a ellas. Los minerales son la blenda (ZnS), galena, pirita, la pirrotita, cuarzo, calcita, granate, redonita, y sus productos de oxidación (cerusita y anglesita). Ejemplos: los más importantes son, Broken Hill, Nueva Galesdel Sur, Australia. En yacimientos metamórficos ígneos que contienen minerales del metamorfismo del contacto encontramos la smithsonita, la calamina, granate, piroxeno, honrblenda, magnetita y tremolita.

Entre los yacimientos de éste tipo figuran los de magdalene de México y la mina de Honr Silver de Utah, que se presentan en contactos de caliza ígneas o cerca de ellas. La mayor parte de plomo beneficiado procede de minerales de Estados Unidos, México, Canadá y Australia.

Características

Este metal gris azulado, blando y pesado, se corta fácilmente con un cuchillo, se lamina y estira por extrusión, y con pequeñas cantidades de arsénico, antimonio, cobre y metales alcalino térreos, se aumenta su dureza. Su resistencia a la corrosión atmosférica, y al ataque de los ácidos hace que sea muy útil.

El plomo cuyo peso atómico 207,21 está en el grupo cuatro de la tabla periódica y el subgrupo que contiene el germanio y estaño. El plomo forma aleaciones con muchos metales, y, en general, se emplea en esta forma en la mayor parte de sus aplicaciones.

Usos industriales

El plomo tuvo muchos usos diferentes. Se usaba en la fabricación de baterías, municiones, productos de metal (soldaduras y cañerías) y en láminas de protección contra los rayos X. Debido a inquietudes sobre salud pública, la cantidad de plomo en pinturas y cerámicas y en materiales para soldar se ha reducido considerablemente en los últimos años. El uso del plomo como aditivo para gasolina se prohibió desde el año 1996.

Su utilización como cubierta para cables, ya sea la de teléfono, de televisión, de internet o de electricidad, sigue siendo una forma de empleo adecuada. La ductilidad única del plomo lo hace particularmente apropiado para esta aplicación, porque puede estirarse para formar un forro continuo alrededor de los conductores internos.

El uso del plomo en pigmentos sintéticos o artificiales ha sido muy importante, pero está decreciendo en volumen. Los pigmentos que se utilizan con más frecuencia y en los que interviene este elemento son:

El blanco de plomo (conocido también como albayalde).

Sulfato básico de plomo.

El Tetróxido de plomo también conocido como minio.

Cromatos de plomo.

El silicatoeno de plomo (más conocido en la industria de los aceros blandos).

Se utilizan una gran variedad de compuestos de plomo, como los silicatos, los carbonatos y sales de ácidos orgánicos, como estabilizadores contra el calor y la luz para los plásticos de cloruro de polivinilo. Se usan silicatos de plomo para la fabricación de frituras (esmaltes) de vidrio y de cerámica, las que resultan útiles para introducir plomo en los acabados del vidrio y de la cerámica. La azida de plomo, $Pb(N3)2$, es el detonador estándar para los explosivos plásticos como el C-4 u otros tipos de explosivos H.E. (Highly Explosive).

Los arseniatos de plomo se emplean en grandes cantidades como insecticidas para la protección de los cultivos y para ahuyentar insectos molestos como lo son cucarachas, mosquitos y otros animales que posean un exoesqueleto. El litargirio (óxido de plomo) se emplea mucho para mejorar las propiedades magnéticas de los imanes de cerámica de ferrita de bario.

Absorción

La principal vía de exposición para la población general es por la ingesta de comida y aire, mientras que la exposición ocupacional al plomo ocurre en los trabajadores de plantas de esmaltado e industrial de refinería, manufactura de baterías, plásticos y pinturas. Los niños son en particular sensibles a los efectos de este metal, para los cuales es considerado como un riesgo medio ambiental primario.

El plomo entra al cuerpo a través de la absorción intestinal por medio de la ingestión; a los pulmones ingresa a través de la inhalación y en la piel por adsorción; el plomo que ha ingresado al organismo es transportado por medio del torrente sanguíneo a todos los órganos y tejidos. Una vez que el plomo ha sido absorbido puede acumularse en huesos, dientes, hígado, pulmón, riñón, cerebro y bazo; asimismo, es capaz de atravesar la barrera hematoencéfalica y placenta.

El producto de plomo diario del promedio para los adultos en el Reino Unido se estima en 1.6µg del aire, de 20µg del agua potable y de 28µg del alimento. Aunque la mayoría de la gente recibe la cantidad más grande de plomo en el alimento, en poblaciones específicas otras fuentes pueden ser más importantes, por ejemplo, el agua en áreas con instalación de cañerías de plomo pues en el agua es completamente solvente. El plomo puede entrar en el agua potable a través de la corrosión de las tuberías.

Ventila cerca del punto de las emisiones fuente, del suelo, del polvo, de las escamas de la pintura en viejas casas o de la tierra contaminada. El plomo en el aire contribuye al plomo en los alimentos con la deposición el polvo y lluvia que contiene el metal, en las cosechas y el suelo.

La vida media de plomo puede ser considerada más larga en niños que en adultos, pues el plomo en la sangre tiene una vida estimada de 35 días, mientras que en tejidos blandos es de 40 días y en hueso de 20 a 30 años; siendo la principal ruta de excreción para el plomo absorbido el tracto urinario, usualmente con un filtrado glomerular en el riñón. Los órganos más sensibles al daño por la toxicidad en exposiciones agudas del plomo son el sistema nervioso central en desarrollo y maduro, sistema hematológico y cardiovascular; mientras que en las exposiciones crónicas el plomo afecta los sistemas gastrointestinal, renal, neuromuscular y hematopoyético. Los niveles de plomo en sangre indican una exposición reciente, mientras que los niveles de plomo en hueso el cual forma de un 90 a 95 % de plomo concentrado en adultos y 80 a 95% del total en niños, indican una exposición crónica; los niveles de plomo en sangre debajo de los 10µg/1 ha sido considerado no tóxico.

El plomo es uno de los metales más usados conocidos por los humanos, y es detectable en prácticamente todas las fases del medio ambiente y los sistemas biológicos. Los niveles medio ambientales de plomo han sido incrementados al menos más de 1,000 veces en los últimos tres siglos como resultado de la actividad humana, y el gran incremento ocurrió entre 1950 y 2000.

Se está expuesto a este metal comiendo alimentos o tomando agua que contienen plomo. En algunas viviendas antiguas, las cañerías de agua pueden tener soldaduras de plomo y sabemos que el plomo puede pasar al agua.

Pasando el tiempo, lo encontramos en áreas donde se han usado pinturas con plomo y que están deteriorándose. Esta pintura en mal estado puede contribuir al polvo de plomo.

También trabajando en una ocupación en la que se usa plomo o practicando aficiones en las que se usa plomo, por ejemplo, en la manufactura de vidrios de colores.

Usando productos para la salud o remedios caseros que contienen plomo.

El plomo puede entrar en el feto a través de la placenta de la madre. Debido a esto puede causar serios daños al sistema nervioso y al cerebro de los niños por nacer.

Las escamas de pinturas con base de plomo y los juguetes fabricados con compuestos de plomo están considerados como muy peligrosos para los niños, para los que el plomo resulta especialmente dañino, incluso a niveles que antes se consideraban inocuos.

Cuando se libera plomo al aire, puede recorrer largas distancias antes de depositarse en el suelo.

El plomo no se degrada, pero los compuestos de plomo son transformados por la luz natural, el aire y el agua.

Una vez que cae al suelo, generalmente se adhiere a partículas de este.

El plomo en el ambiente se presenta de fuentes naturales y antropogénicas. La exposición puede ocurrir a través del agua potable, del alimento, del aire, del suelo y del polvo de la vieja pintura que contiene plomo. La población adulta no fumadora tiene como principal fuente de exposición el alimento y agua. El alimento, el aire, el agua y polvo/tierra son los caminos potenciales principales de la exposición los infantes y los niños jóvenes. Para los infantes de hasta 4 o 5 meses de la edad, el aire, las fórmulas de la leche y el agua, son las fuentes significativas.

El plomo está entre los metales no ferrosos reciclados y su producción secundaria, por lo tanto, ha crecido constantemente a pesar de que precios del plomo declinan. Sus características físicas y químicas se aplican en las industrias de la fabricación, de la construcción y del producto químico. Se forma y es fácilmente maleable y dúctil. Hay ocho amplias categorías del uso: baterías, añadidos de la gasolina (permitidos todavía en algunos países), productos rodados y sacados, aleaciones, pigmentos y compuestos, cable que forra, tiro y munición.

Toxicidad

Es tóxico, y la intoxicación por plomo se denomina saturnismo o plumbosis.

El plomo ingerido en cualquiera de sus formas es altamente tóxico. Sus efectos suelen sentirse después de haberse acumulado en el organismo durante un periodo de tiempo. Los síntomas de envenenamiento más comunes son anemia, debilidad, estreñimiento y parálisis en muñecas y tobillos.

El plomo tiene múltiples efectos hematológicos induciendo anemia, glóbulos rojos microcitícos e hipocrómicos, deficiencia de hierro e inusual incremento en el número de reticulocitos; la anemia resulta de dos defectos básicos: disminución del tiempo de vida del eritrocito y daño en la síntesis del grupo hemo. El plomo que tiene una alta afinidad por los grupos sulfhidrilos, puede inactivar enzimas, en especial las que están involucradas en la síntesis del grupo hemo, tal como la inhibición de ácido-aminolevulino dehidratasa (ALA-D); por medio de la competición y desplazamiento del calcio.

El plomo ejerce sus efectos a través de su unión con grupos sulfhidrilos de proteínas, por competición con el calcio, inhibición de enzimas asociadas a membranas y alteración en el metabolismo de la vitamina D; la calmodulina es una proteína importante para la regulación intracelular del calcio, y su funcionamiento es alterado por el plomo, el cual inhibe la síntesis y por consecuencia la actividad de la sintasa del óxido nítrico (SON) que en sus isoformas I y III son dependientes de calcio.

El plomo se almacena principalmente en la mitocondria produciendo daños en su metabolismo energético, induciendo la producción de radicales libres, inhibiendo la captura del calcio mitocondrial a la vez que favorece su liberación; este desarreglo en la actividad de la mitocondria lleva a una apertura del poro mitocondrial con subsecuente liberación del citocromo C y posible activación de caspasas 9 y 3, favoreciendo la presencia de apoptosis. Entre los principales mecanismos de acción de la neurotoxicidad de plomo se encuentra el incremento en la peroxidación de lípidos y una disminución en la actividad de las enzimas antioxidantes en animales expuestos a diferentes concentraciones de plomo.

Los efectos neurotóxicos son complejos, en los últimos años se ha reportado que el plomo interfiere con receptores acoplados a segundos mensajeros como la proteína cinasa C, que interfiere también con la liberación de neurotransmisores tales como acetilcolina, dopamina, noradrenalina y GABA. En animales en desarrollo el plomo produce una disminución significativa en la formación de mielina, mientras que las células endoteliales de la barrera hematoencefálica son las primeras en estar expuestas al plomo y tienden a almacenar este metal y acumularlo en diferentes zonas del cerebro (preferentemente en corteza parietal, hipocampo y cerebelo). También los astrocitos son dañados por la exposición y la concentración de proteína glial fibrilar, la cual se ve incrementada en el encéfalo de ratas expuestas a plomo.

Sin embargo, existen tres mecanismos de suma importancia en la neurotoxicidad del plomo por sus implicaciones en la salud pública; el efecto que ejerce en la liberación de glutamato, el segundo, la función de los receptores tipo N-metil-d-aspartato (NMDA) los cuales son afectados produciendo elevada excitotoxicidad; y tercero, el efecto que tiene el plomo en la producción de óxido nitrico vía la activación de la sintasa del óxido nítrico; estos tres mecanismos son esenciales para la inducción de la potenciación a largo plazo en el hipocampo, lo que lleva a la formación y consolidación de la memoria y el aprendizaje, proceso que se ve afectado severa y principalmente en niños que han sufrido exposición a este metal.

Algunos estudios sugieren que pueda haber una pérdida de hasta 2 puntos del índice de inteligencia para una subida del nivel de plomo en la sangre a partir del 10 a 20µg/dl en niños jóvenes.

La Agencia Internacional para la Investigación del Cáncer (IARC) ha determinado que el plomo inorgánico probablemente es carcinogénico en seres humanos y que no hay suficiente información para determinar si los compuestos orgánicos de plomo pueden producir cáncer en seres humanos.

Síntomas

El plomo es una neurotoxina muy estudiada que puede causar problemas de comportamiento, de aprendizaje y dificultades en el uso del lenguaje. También se le relaciona con infertilidad y abortos. Las mujeres embarazadas y los niños pequeños son particularmente vulnerables, porque el plomo atraviesa fácilmente la placenta, desde donde pasa al cerebro del feto, interfiriendo con el desarrollo normal del mismo. El plomo puede producir ataques frecuentes del virus del herpes I y II.

Unos valores de AST y de ALT (transaminasas) mayores de 40 en los análisis de sangre indica la presencia de plomo en el hígado y la médula ósea. Un nivel menor de 5 en los leucocitos (glóbulos blancos) indica la presencia de plomo en médula ósea y glóbulos blancos

Clínicamente los síntomas más importantes que se observan en la intoxicación por plomo son: dolor de cabeza, irritabilidad, dolor abdominal y otros relacionados con el sistema nervioso central en intoxicaciones agudas. Mientras que en la intoxicación crónica por plomo en humanos con frecuencia desarrolla torpeza, irritabilidad, falta de atención, constipación epigástrica, vómito y convulsiones, en ocasiones muerte; asimismo, una de las manifestaciones clásicas de esta intoxicación es la neuropatía periférica observada principalmente en adultos laboralmente expuestos al plomo. Por otro lado, los niños expuestos al plomo que son afectados por encefalopatía presentan letargo, torpeza, vómito, irritabilidad y anorexia, en casos graves la prolongada exposición puede ocasionar disminución en la función cognitiva, memoria y aprendizaje disminuido, con un incremento en los desórdenes de desarrollo, en especial agresividad, psicosis confusión y déficit mental.

Perturbación de la biosíntesis de hemoglobina y anemia.

Se puede producir disminución de la inteligencia, retraso en el desarrollo motor, deterioro de la memoria y problemas de audición y equilibrio. En adultos, el plomo puede aumentar la presión sanguínea.

Disminución de la fertilidad del hombre a través del daño en el esperma.

Precauciones

Si su hogar tiene pinturas con plomo o vive en un área contaminada con plomo, lave a menudo las manos y la cara de los niños para remover polvo y tierra con plomo, y limpie la casa a menudo para eliminar el polvo y tierra que han entrado.

No permita que los niños chupen o pongan la boca en superficies que pueden haber sido pintadas con pintura con plomo.

Si cree tener plomo en el agua, haga correr el agua que ha estado estancada en las cañerías durante la noche antes de beberla o cocinar con ella.

Tratamiento

Hoy en día se tratan los envenenamientos por plomo administrando una sal de sodio o calcio del ácido etilendiaminotetraacético. El plomo se elimina del organismo desplazando el calcio o el sodio.

Como productos naturales se recomiendan ustancias como la clorofila y ciertos aminoácidos azufrados como la alicina, presente en el aceite esencial del ajo.

El calcio, el hierro y la vitamina C son partes importantes de una dieta saludable y también ayudan a reducir la absorción de plomo por parte del organismo.

TALIO

Símbolo químico Tl, número atómico 81.

Tiene un peso molecular de 204.37 y densidad de 11.85.

El talio es uno de los metales más tóxicos, y está clasificado en el grupo IIIA de la tabla periódica.

Presencia

Se encuentra en sales monosódicas de tipo acetato y sulfato. El talio en forma pura es un metal blanco azulino que se encuentra en muy pequeñas cantidades en la corteza terrestre. En el pasado, el talio se produjo como producto secundario en la fundición de otros metales; sin embargo, desde el 1984 no se ha producido en EE. UU. En la actualidad, todo el talio proviene de importación y de reservas de talio.

La exposición medioambiental ocurre en forma de emisiones de fábricas de cemento, plantas carboneras y esmaltadoras.

En forma pura, el talio no tiene olor ni sabor alguno. También se puede encontrar combinado con otras sustancias tales como bromo, cloro, yodo y flúor. En combinaciones tiene una apariencia incolora a blanca o amarilla.

Usos industriales

El talio es usado para catalizar ciertas aleaciones de metales, en la manufactura de componentes electrónicos, colorantes, lentes para la óptica, joyería y superconductores; su uso como rodenticida y pesticida ha sido restringido en muchos países como Estados Unidos de Norteamérica, pero aún es utilizado en países en vías de desarrollo.

Su empleo actual es como raticida y la única presentación conocida para tal fin es el raticida "Matasiete" en presentación líquida. Su dosis letal se calcula en 14 mg/kg de peso.

El talio se usa principalmente en la fabricación de artículos electrónicos, interruptores y terminales, principalmente para la industria de semiconductores. También se usa, aunque en forma limitada, en la fabricación de vidrios especiales y en ciertos procedimientos médicos.

Usos medicinales

Históricamente el talio fue usado como tratamiento en enfermedades como la sífilis y tuberculosis; pero en la actualidad se utilizan radios-isótopos del talio en estudios de imágenes del miocardio.

Durante el siglo XIX llegó a emplearse para el tratamiento de la blenorragia.

Toxicidad

El talio es hidrosoluble y su mayor absorción se realiza en forma de sales por el tracto gastrointestinal, aunque puede penetrar a altas concentraciones por vía dérmica e inhalatoria. El talio es absorbido a través de la piel y tracto gastrointestinal, y después de la exposición inicial grandes cantidades son excretadas por la orina durante las 24 hs. Después de este periodo, la excreción se vuelve más lenta y las heces se convierten en otro medio de excreción; la vida media del talio en los organismos ha sido reportada en un rango de 1 a 30 días y puede ser dosis dependientes. Existen numerosos estudios en donde se observa que las intoxicaciones agudas con talio producen parálisis, psicosis y alopecia.

La exposición al talio ocurre principalmente a través de los alimentos y los altos niveles pueden ocurrir en el trabajo. Respirar altos niveles de talio puede producir alteraciones del sistema nervioso, mientras que ingerir altos niveles puede producir vómitos, diarrea, caída temporal del cabello y otros efectos. Esta sustancia se ha encontrado en por lo menos 210 de los 1,416 sitios de la Lista de Prioridades Nacionales identificados por la Agencia EPA.

Hay exámenes disponibles para medir la cantidad de talio en la orina y el pelo.

 El talio produce una de las más complejas y serias intoxicaciones conocidas en humanos involucrando a diferentes órganos y tejidos, pero la imagen clínica de una intoxicación por talio depende del tiempo, el nivel de exposición, rango de absorción, en particular, la susceptibilidad individual.

Una exposición aguda de talio puede afectar al sistema nervioso central y periférico, mientras que una exposición crónica resulta en la afectación de cerebro, médula espinal y nervios periféricos. Las principales manifestaciones clínicas de una intoxicación aguda por talio consisten en características dermatológicas como la alopecia, hiperqueratosis y presencia de las líneas de Mee en las uñas, asociadas con la espondilitis anquilosante.

Los síntomas neurológicos incluyen disestesia (trastorno de la sensibilidad), dolor neuropático, debilitamiento de músculo, parálisis de nervios craneales, temblor, convulsión, coma y muerte. El término encefalopatía implica una variedad de condiciones, tales como pérdida del manejo de las habilidades de la persona y daño en la memoria, disminuyendo la capacidad intelectual con irreversible demencia y alucinaciones. La neuropatía periférica es típicamente causada por intoxicación con talio, incluyendo fibras nerviosas motoras afectadas. Estudios neuropatológicos han mostrado edema y engrosamiento vascular de los hemisferios cerebrales, cambios cromatolíticos en la corteza motora, en el globus palidus (ganglios basales), la substancia negra y núcleos del tallo cerebral.

La unión del talio con enzimas que contienen el grupo sulfhídrilo en moléculas ricas en cisteina-keratina, incrementa su solubilidad y disminuyen su resistencia, manifestándose clínicamente en anormalidades de piel, pelo (alopecia) y uñas. El talio también es capaz de alterar los niveles de calcio intracelular por mecanismos como desacoplamiento de fosforilacion oxidativa, afectando la liberación de neurotransmisores en el sistema nervioso central.

Por otro lado, se ha discutido el papel del talio en la generación de EROs en diferentes tejidos expuestos al metal, pues el talio desacopla la fosforilación oxidativa induciendo la pérdida del potencial de membrana de la mitocondria, liberando citocromo C, activando caspazas-9 -3 y originando apoptosis. El talio (como otros metales) incrementa la LPO (peróxido lípido) en regiones cerebrales, disminuye los niveles de glutation y la actividad de la SOD, en ratas expuestas a bajas dosis de talio. Asimismo, induce alteraciones en los aminoácidos (glutamato, aspartato) y neurotransmisores (glutamato, dopamina, serotonina) en el cerebro de ratas expuestas de manera crónica o subaguda; las concentraciones de norepinefrina y 5-hidroxitriptamina también han sido encontrados disminuidos, esta interacción del talio con el sistema central de neurotransmisores puede en parte explicar el origen de las manifestaciones extrapiramidales.

Tratamiento

Se realiza la determinación de talio en orina recolectada durante 24 horas. Su medición se hace a través de Espectrofotometría de Absorción Atómica. El valor normal urinario es de menos de 0.8 mcg/L. Concentraciones mayores de 20 mcg/L son evidencia de excesiva exposición y pueden ser asociadas a exposición laboral con toxicidad subclínica.

Se emplean:

1. Líquidos endovenosos, vía aérea permeable y adecuado equilibrio hidroelectrolítico.

2. Descontaminación:

Útil en la fase temprana de la intoxicación con lavado gástrico exhaustivo, administración de carbón activado y continuar con lavado gástrico periódico con carbón activado por la circulación enterohepática de este compuesto.

3. Quelación: Penicilamina 250 mg. V.O. cada 6 horas (hasta que el reporte de talio en orina de 24 horas sea negativo).

4. Hiposulfito o tiosulfato de sodio al 20%, 1 ampolla IV cada 6 horas en el tratamiento inicial por la afinidad del Talio por los grupos sulfidrilos de este compuesto.

Tratamiento natural coadyuvante

Terapia de quelación.

VANADIO

Símbolo químico V, número atómico 23.

De peso atómico 50.942, el vanadio se parece a algunos otros elementos de transición en que forma muchos compuestos que, con frecuencia, son complejos por su valencia variable. Tiene al menos tres estados de oxidación, 2+, 3+ y 5+. Es anfótero, principalmente básico en los estados de oxidación bajos y ácido en los altos. Forma derivados de radicales más o menos bien definidos, tales como VO2+ y VO3+.

Presencia

El Vanadio puede ser encontrado en el ambiente, en algas, plantas, invertebrados, peces y muchas otras especies. En mejillones y cangrejos se acumula fuertemente, el cual puede ser acumulado en concentraciones de 105 a 106 veces mayores que las concentraciones que son encontradas en el agua salada.

El pentóxido de vanadio es polvo cristalino de color amarillo a rojo formando partículas finamente divididas dispersas en el aire.

Beneficios orgánicos

Controla los niveles de azúcar en la sangre

Reduce el riesgo de osteoporosis y puede reducir el riesgo de cáncer.

Reduce el riesgo de enfermedades del corazón

El consumo de vanadio, reduce la probabilidad de sufrir enfermedades del corazón.

Ayuda al crecimiento y reproducción del organismo

Reduce la aparición del colesterol.

.

Usos industriales

Es un metal que se utilizó inicialmente en aleaciones con hierro y acero. Varios de los compuestos de vanadio se emplean en la industria química, sobre todo en la fabricación de catalizadores de oxidación, y en la industria cerámica como agentes colorantes.

El pentóxido de vanadio se utiliza en cerámica y en la producción de imanes superconductores. También se utiliza como catalizador en los mordientes de colorantes, secado de pinturas y barnices, fabricación de vidrio y tinta, pesticidas y productos químicos fotográficos.

Intoxicación

Los depósitos de gases de combustión de los hornos de combustión pueden contener más del 50% de pentóxido de vanadio. La combustión de combustibles pesados, especialmente en las centrales eléctricas de petróleo, refinerías y calderas industriales, y el carbón, son la principal fuente de emisiones antropogénicas de vanadio a la atmósfera. La mayor acumulación de Vanadio en los seres humanos tiene lugar a través de las comidas, como es, trigo, semilla de soja, aceite de oliva, aceite de girasol, manzanas y huevos.

El Vanadio puede tener un número de efectos sobre la salud humana, cuando la toma es muy alta. Cuando es acumulado a través del aire, puede causar bronquitis y neumonía.

Los efectos graves son irritación de pulmones, garganta, ojos y cavidades nasales. Otros efectos sobre la salud:

Daño cardiaco y vascular

Inflamación del estómago e intestinos

Daño en el sistema nervioso

Sangrado del hígado y riñones

Irritación de la piel

Temblores severos y parálisis

Sangrado de la nariz y dolor de cabeza

Mareos

Cambios de comportamiento.

Tratamiento

Lavado gástrico: considerar después de la ingestión de una cantidad de veneno potencialmente mortal si puede realizarse poco después de la ingestión (generalmente dentro de 1 hora).

Carbón activado: Administrar como una lechada (240 mL de agua / 30 g de carbón).

ZINC

Símbolo químico Zn, número atómico 30.

De peso atómico 65.37, se trata de un metal maleable, dúctil y de color gris. Cerca de la mitad del zinc común se encuentra como isótopo de masa atómica 64.

El zinc es el 23er elemento más abundante en la corteza terrestre. Las minas más ricas contienen cerca de un 10% de hierro y entre el 40 y 50% de zinc. Los minerales de los que se extrae son: el sulfuro de cinc conocido como esfalerita en EE.UU. y blenda en Europa; smithsonita (carbonato) en EE.UU., pero calamina en Europa; hemimorfita, (silicato) y franklinita (óxido).

El zinc es un metal, a veces clasificado como metal de transición, aunque estrictamente no lo sea, ya que tanto el metal como su especie dispositiva presentan el conjunto orbital completo. Este elemento presenta cierto parecido con el magnesio, y con el cadmio de su grupo, pero del mercurio se aparta mucho por las singulares propiedades físicas y químicas de éste.

Es un metal de color blanco azulado que arde en aire con llama verde azulada. El aire seco no le ataca, pero en presencia de humedad se forma una capa superficial de óxido o carbonato básico que aísla al metal y lo protege de la corrosión.

Reacciona con ácidos no oxidantes pasando al estado de oxidación +2 y liberando hidrógeno y puede disolverse en bases y ácido acético. El metal presenta una gran resistencia a la deformación plástica en frío que disminuye en caliente, lo que obliga a laminarlo por encima de los 100 °C. No se puede endurecer por acritud y presenta el fenómeno de influencia a temperatura ambiente -al contrario que la mayoría de los metales y aleaciones.

Procedencia

Descubierto en 1869 como factor esencial para el crecimiento de las plantas, se aisló por primera vez en 1886 en las algas marinas fucus y posteriormente se encontró también en los cereales, las leguminosas y las hojas verdes de casi 100 plantas comestibles. Años más tarde, en 1950, se encontró también en el cabello y la sangre del ser humano, descubriéndose numerosas personas que padecían serias carencias. Lo encontramos en alimentos como los pescados y las carnes sin grasa, las semillas de alfalfa, las de calabaza y las de girasol, la levadura de cerveza, el polen, coles y champiñones, remolacha y tomates, yema de huevo.

Aplicaciones industriales

Las aleaciones más empleadas son las de aluminio y cobre que mejoran las características mecánicas del zinc y su aptitud al moldeo. Es componente minoritario en aleaciones diversas, principalmente de cobre como latones (3 a 45% de zinc), alpacas (Cu-Ni-Zn) y bronces (Cu-Sn) de moldeo.

El óxido de zinc es el más conocido y utilizado industrialmente, especialmente como base de pigmentos blancos para pintura, pero también en la industria del caucho y en cremas solares. Otros compuestos importantes son: sulfato de zinc (nutriente agrícola y uso en minería), cloruro de zinc (desodorantes) y sulfuro de zinc (pinturas luminiscentes).

El óxido de Zinc es la principal aplicación del zinc -cerca del 50% del consumo anual- es el galvanizado del acero para protegerlo de la corrosión, proporcionando una protección efectiva, incluso cuando se agrieta el recubrimiento. Otros usos incluyen: Baterías de Zn-AgO usadas en la industria aeroespacial para misiles y cápsulas espaciales por su óptimo rendimiento por unidad de peso, y en las baterías para ordenadores portátiles. En piezas de fundición inyectada en la industria de automoción, la metalurgia de metales preciosos y en la eliminación de la plata del plomo.

Funciones orgánicas

Como oligoelemento es necesario para el correcto funcionamiento del aparato genital, especialmente el masculino, interviniendo en la formación del líquido seminal y el buen funcionamiento de la próstata.

Protege a los ácidos nucleicos ADN y RNA, así como a la membrana de las células.

Favorece la utilización del ácido láctico y es antagonista del cobre.

Estimula el sistema inmunitario a través de los linfocitos T-4.

Regula el páncreas, la hipófisis y los órganos genitales.

Es decisivo para el crecimiento de los niños.

Mantiene las glándulas suprarrenales en buen estado y su capacidad de adaptación.

Mantiene los órganos del gusto, el olfato y la visión en buen estado.

Previene del envejecimiento prematuro.

Aplicaciones médicas

Es pues de gran utilidad para los trastornos de fertilidad, impotencia y/o frigidez, siendo reconocido como el oligoelemento de la reproducción. A las mujeres que toman anticonceptivos orales por largos períodos se les recomienda tomar frecuentemente este oligoelemento. Preventivo para personas de dieta hipoprotéica o dieta vegetariana. Regulador de los trastornos de las funciones hipofisiarias y de las funciones gonadotropas. Prevención de enfermedades cardiovasculares.

Su carencia ocasiona fatiga, cansancio repentino, dismenorrea, diabetes, adenoma e hipertrofia prostática, cáncer hepático y pancreático. No está indicado en paciente con cáncer, siendo preferible dar cobre.

Dosis catalítica: 1,5 mg/día

Toxicidad

El exceso puede causar depresiones y diarreas.

Muchos alimentos contienen ciertas concentraciones de Zinc. El agua potable también contiene cierta cantidad de Zinc, la cual puede ser mayor cuando es almacenada en tanques de metal. Las fuentes industriales o los emplazamientos para residuos tóxicos, pueden ser la causa del Zinc en el agua potable llegando a niveles que causan problemas.

Demasiada cantidad de Zinc puede causar problemas de salud, como úlcera de estómago, irritación de la piel, vómitos, náuseas y anemia. Niveles altos pueden dañar el páncreas y alterar el metabolismo de las proteínas, y causar arterioesclerosis.

Exposiciones al clorato de Zinc intensivas pueden causar desordenes respiratorios. En el ambiente de trabajo el contacto con Zinc puede causar la gripe conocida como la fiebre del metal. Esta pasará después de dos días y es causada por una sobresensibilidad. El Zinc puede dañar a los niños aún no nacidos y a los recién nacidos. Cuando sus madres han absorbido grandes concentraciones de Zinc, los niños pueden ser expuestos a éste a través de la sangre o la leche de sus madres. El zinc está aumentado en los eritrocitos, en la anemia perniciosa. La toxicidad aparece con dosis de zinc muy elevadas.

La intoxicación por zinc sobreviene con la ingestión exagerada de comidas y bebidas envasadas en latas, así como también por el contacto dérmico con sales de cromato de zinc y la inhalación de vapores de óxido de zinc, produciéndose la denominada fiebre de zinc. Esto ocurre en las operaciones de fundiciones de latón, entre el personal que trabaja con el hierro galvanizado o planchas de metal y en los fundidores de zinc.

Tratamiento de la intoxicación

Para eliminar el exceso hay que optimizar el glutatión, ya sea con precursores (como la N-acetilcisteína o la proteína de suero) o una fórmula de glutatión liposomal o reducido.

CAPÍTULO 3

OTROS ELEMENTOS

La siguiente relación se refiere a elementos presentes en nuestro entorno que pueden dar lugar a casos de intoxicaciones graves.

ALUMINIO

Símbolo químico Al, y número atómico 13.

Aunque el aluminio no es un metal pesado (gravedad específica de 2,55 a 2,80), representa aproximadamente el 8% de la superficie de la tierra y es el tercer elemento más abundante. Es fácilmente ingerido por los humanos a través del agua potable.

Si bien es uno de los elementos más abundantes en la corteza terrestre, encontrarlo en forma libre en la naturaleza no es una posibilidad. Se lo puede encontrar en el granito, la criolita y otros minerales comunes similares. El óxido de alúmina sí se produce naturalmente y se lo puede encontrar, por ejemplo, en forma de rubí, zafiro, corindón y esmeril.

No obstante, la mayor parte de aluminio que hoy tenemos procede de una mezcla artificial de sodio, de aluminio y calcio, y de algunos fluoruros. También puede producirse a partir de arcilla, pero el proceso no es económicamente viable, por lo cual no es de los comunes en la actualidad.

En estado puro, el aluminio es un metal blanco y plateado, con varias características que lo convierten en un elemento muy útil para los seres humanos. Es un elemento muy ligero, no es ferromagnético y tampoco genera chispas, siendo el segundo metal mejor maleable que existe, uno de los más abundantes en la corteza de la Tierra (8,1%) y el sexto más dúctil que se conoce.

Algunos de los compuestos de aluminio más importantes son el óxido de aluminio, el sulfato de aluminio y un tipo de sulfato soluble con potasio llamado alumbre.

Presencia

En estado puro se aprovechan sus propiedades ópticas para fabricar espejos domésticos e industriales, telescopios reflectores, papel de aluminio, fabricación de latas, tetrabiks, aeronáutica, motores, tendidos eléctricos, calderería, ventanas, muebles, utensilios de cocina y herramientas, así como en cosmética, medicamentos y vacunas.

Algunos alimentos utilizan como aditivo al aluminio, especialmente el sulfato de aluminio conocido bajo el epígrafe E-520 en verduras congeladas y frutas confitadas.

También, lo encontramos en las tartas como colorante E-173, a base de láminas de aluminio pulverizadas de color gris y platas.

El aluminio es igualmente utilizado en antiácidos estomacales como el Omeprazol o el Almax.

Usos médicos

Como adyuvante en vacunas y como coagulante en sangrado de órganos internos.

Intoxicación

Este metal fue considerado durante muchos años como inocuo para los seres humanos. Debido a esta suposición se fabricaron de forma masiva utensilios de aluminio para cocinar alimentos, envases para alimentos, y papel de aluminio para el embalaje de alimentos frescos. Sin embargo, su impacto sobre los sistemas biológicos ha sido objeto de mucha controversia en las décadas pasadas y una profusa investigación ha demostrado que puede producir efectos adversos en plantas, animales acuáticos y seres humanos.

La exposición al aluminio por lo general no es dañina, pero la exposición a altos niveles continuados, puede causar serios problemas para la salud.

La exposición al aluminio se produce principalmente cuando:

Se consumen medicamentos que contengan altos niveles de aluminio, especialmente hidróxido de aluminio en preparados antiácidos estomacales. La vacuna DPT contiene cierta cantidad y se la acusa de ocasionar neurotoxicidad, síndrome ASIA (Síndrome Inflamatorio Autoinmune Provocado por Adyuvantes) y miofascitis.

Se inhala polvo de aluminio que está en la zona de trabajo. Las ventanas de aluminio no protegidas, sueltan polvo de aluminio al ambiente.

Se vive donde se extrae o procesa aluminio.

Se ingieren alimentos cítricos preparados o guardados sobre una superficie de aluminio. El conocido papel Albal, es un ejemplo.

Especialmente controvertido es el clorhidrato (cloruro) de aluminio presente en los desodorantes, al que se le acusa de provocar la alta incidencia del cáncer de mama.

Cualquier persona puede intoxicarse con aluminio o sus derivados, pero algunas personas son más propensas a desarrollar toxicidad por aluminio.

El aluminio es una neurotoxina que inhibe más de 200 funciones de importancia biológica y causa varios efectos adversos en plantas, animales y seres humanos. Se ha sugerido su implicación en la aparición de enfermedades neurodegenerativas, incluida la encefalopatía por diálisis, esclerosis lateral amiotrófica y la enfermedad de Alzheimer. En particular, el vínculo entre el aluminio y la enfermedad de

Alzheimer ha sido objeto de debate científico desde hace varias décadas. Sin embargo, las complejas características de biodisponibilidad de aluminio hacen que sea difícil evaluar su toxicidad y, por lo tanto, la relación aún está por establecerse.

Algunos estudios que se han realizado desde hace 20 años, mencionan que el aluminio podría tener una posible relación con el desarrollo de la enfermedad de Alzheimer, cuando los investigadores encontraron lo que ellos consideran importantes cantidades de aluminio en el tejido cerebral de los pacientes de Alzheimer. Aunque también se encontró aluminio en el tejido cerebral de personas que no tenían la enfermedad de Alzheimer, las recomendaciones para evitar fuentes de aluminio han recibido amplia atención pública.

Sin embargo, la Organización Mundial de la Salud (WHO 1998) llegó a la conclusión de que, aunque hubo estudios que demuestran una relación positiva entre el aluminio en el agua potable y la enfermedad de Alzheimer, tenía reservas acerca de una relación causal porque los estudios no representan la ingesta total de aluminio a partir de todas las fuentes posibles.

Aunque no hay pruebas concluyentes a favor o en contra de aluminio como una causa principal de la enfermedad de Alzheimer, la mayoría de los investigadores coinciden en que es un factor importante en el componente de la demencia y sin duda merece los esfuerzos de investigación continua. Por lo tanto, en este momento, lo que reduce la exposición al aluminio es una decisión personal.

Otros derivados

El desodorante de alumbre es un tipo de sulfato triple compuesto por aluminio y otro metal monovalente. El alumbre de potasio (Potassium alum) es una piedra 100% natural muy utilizada desde la antigüedad como desodorante gracias a sus propiedades antisépticas y astringentes. Previene el desarrollo de las bacterias, fuente de los olores corporales y calma la piel tras el afeitado y la depilación. Es eficaz, pues no encubre el olor del sudor, sino que elimina las bacterias causantes del mal olor sin ocasionar daños en la piel y permitiendo que esta respire. Es totalmente inocuo para la salud. La carga iónica negativa del Potasio y su singular estructura molecular, evitan que el aluminio sea absorbido por la piel, a diferencia de los desodorantes a base de Clorhidrato de Aluminio, que resultan tóxicos para la piel porque pasan a través de los tejidos y la sangre.

En homeopatía se emplea el **Aluminium phosphoricum** como desintoxicante general.

BARIO

Símbolo químico Ba, número atómico 56.

Químicamente similar al calcio, es un elemento tan reactivo que no existe en estado libre en la naturaleza, aunque se presenta en forma de férricos o azufres no solubles en agua. Algunos de sus compuestos se consideran diamantes.

El bario a veces se encuentra naturalmente en el agua potable y en los alimentos. Debido a que ciertos compuestos de bario (sulfato de bario y carbonato de bario) no se mezclan bien con el agua, la cantidad de bario que generalmente se encuentra en el agua potable es pequeña. Otros compuestos de bario, como el cloruro de bario, el nitrato de bario y el hidróxido de bario, se fabrican a partir de sulfato de bario. Los compuestos de bario como el acetato de bario, el cloruro de bario, el hidróxido de bario, el nitrato de bario y el sulfuro de bario, se disuelven más fácilmente en el agua que el sulfato de bario y el carbonato de bario, pero como no se encuentran comúnmente en la naturaleza, generalmente no terminan en el agua potable. a menos que el agua esté contaminada por compuestos de bario que se liberan de los sitios de desechos.

Utilización

El mineral de sulfato de bario se extrae y se utiliza en varias industrias, principalmente por las industrias de petróleo y gas para hacer lodos de perforación que facilitan la perforación a través de la roca, al mantener la broca lubricada. El sulfato de bario también se usa para hacer pinturas, ladrillos, azulejos, vidrio, caucho y otros compuestos de bario.

Algunos compuestos de bario, como el carbonato de bario, el cloruro de bario y el hidróxido de bario, se utilizan para hacer cerámicas, venenos para insectos y ratas, y aditivos para aceites y combustibles; en el tratamiento de agua de caldera; en la producción de grasas de bario; como componente en selladores, fabricación de papel y refinación de azúcar; y en la protección de objetos hechos de piedra caliza contra el deterioro.

El sulfato de bario a veces es utilizado por los médicos para realizar exámenes gástricos y efectuar radiografías del estómago y los intestinos.

Presencia

Muchos sitios de desechos peligrosos contienen compuestos de bario, y estos sitios pueden ser una fuente de exposición para las personas que viven y trabajan cerca de ellos. La exposición cerca de sitios de desechos peligrosos puede ocurrir al respirar polvo, ingerir tierra o plantas, o beber agua contaminada con bario. Las personas cercanas a estos sitios también pueden contaminarse la piel por contacto de tierra que contiene bario.

Lo encontramos en cosméticos, principalmente barras de labios.

Intoxicación

Se han observado efectos sistémicos (efectos gastrointestinales, cardiovasculares, musculares, hipopotasemia) después de una exposición oral relativamente alta a compuestos solubles de bario, como acetato de bario, cloruro de bario, hidróxido de bario y sulfuro de bario; efectos similares ocurrieron en casos raros de alto nivel de exposición por inhalación.

El bario afecta negativamente al sistema nervioso y al corazón.

Los niveles excesivos de bario en la sangre provocan una disminución del potasio (hipopotasemia) en la sangre, lo que puede causar efectos cardiovasculares y musculares adversos, como taquicardia, aumento o disminución de la presión arterial, debilidad muscular y parálisis.

Tratamiento

Las víctimas que puedan deben intentar ayudar con su propia descontaminación, retirando rápidamente y metiendo en bolsas ropa y objetos personales contaminados.

Después, enjuagar la piel y el cabello expuestos con abundante agua, y tener cuidado para evitar la hipotermia al descontaminar a las víctimas, especialmente a los niños o ancianos. Use mantas o calentadores después de la descontaminación, según sea necesario.

Enjuagar los ojos expuestos o irritados con agua tibia durante 20 minutos Quítarse las lentes de contacto si ello es posible, para evitar un traumatismo adicional en el ojo y continuar después la irrigación ocular.

Si el dolor o la lesión son evidentes, continuar con el riego mientras se lleva la víctima a urgencias.

En casos de ingestión, no inducir el vómito. No intente neutralizarlo, pues puede provocar una reacción exotérmica. La administración oral de sulfatos solubles puede limitar la absorción de bario al causar la precipitación de una forma insoluble de bario (sulfato de bario).

Para las víctimas que están conscientes y son capaces de tragar, considere administrar 5 mL / kg hasta 200 mL de agua por dilución. Si la víctima está con síntomas, demore la descontaminación hasta que se hayan instituido otras medidas de emergencia.

Proporcione tranquilidad a las víctimas contaminadas químicamente durante la descontaminación, especialmente a los niños que pueden sufrir ansiedad si no están al lado de los padres.

CLORO

Símbolo químico CL, número atómico 17

Se trata de un halógeno que en situaciones normales y en estado puro forma un dicloro, un gas tóxico amarillo-verdoso unas 2,5 veces más pesado que el aire, de olor desagradable y tóxico.

La elevada electronegatividad de sus átomos le otorga una alta reactividad, una característica que hace que puedan resultar dañinos para los seres vivos en ciertas cantidades.

Este elemento abundante en la naturaleza es esencial para muchas formas de vida.

Presencia industrial

Cloro gas

Hipoclorito cálcico

Hipoclorito sódico

Ácido tricloroisocianúrico

Dicloroisocianurato sódico

Se libera al mezclar blanqueadores con algunos productos de limpieza en polvo y amoníaco (gas de cloramina); al abrir un recipiente con tabletas de cloro parcialmente lleno que ha estado guardado durante varios meses, y al emplear algunos limpiadores suaves y blanqueadores.

Respecto al cloro de las piscinas, se emplea para la desinfección, purificación y calidad del agua al actuar contra hongos, bacterias, virus y parásitos, como por ejemplo la Escherichia coli. Es por eso que también se emplea en el agua potable, en este caso como hipoclorito de sodio o hipoclorito cálcico.

Intoxicación

El envenenamiento con cloro el cual es tan severo como demuestran las enfermedades que puede producir, es muy raro ahora de hecho. En las concentraciones intermedias, sin embargo, hay evidencia que conducen a tener efectos pequeños, sutiles, subclínicos, particularmente en progresos neuropsicológicos en niños.

Los síntomas incluyen: dificultad para respirar, inflamación de la garganta, edema pulmonar, aumento de la acidez de la sangre, pérdida de la visión, fuerte dolor de garganta, nariz, ojos, oídos, labios y lengua. También aparecen sangre en las heces, quemaduras en el esófago, vómitos con sangre, hipotensión y necrosis de los tejidos.

Tratamiento

Carbón activado

Nota:

El MMS –clorito sódico- lleva más de diez años de experiencias en el uso gracias a Jim Humble, quien asegura que puede ser usado para tratar sida, hepatitis A, B y C, malaria, herpes, tuberculosis, la mayoría de cánceres, gripe A, quemaduras, eccemas, herpes, picaduras de insectos, depresiones, etc.

Se aplica previamente activado con ácido cítrico o limón, en forma de esprays, baños de inmersión, soluciones de diferentes concentraciones o incluso en forma de gas, aunque la forma más difundida es bebida. Algunos detractores simplifican el dióxido de cloro como cloro o lejía, pero, aunque el clorito sódico, precursor del dióxido de cloro, se utiliza en la industria principalmente para el blanqueo del papel o de las telas y como desinfectante de agua, su composición química se asemeja más a la sal de mesa.

El dióxido de cloro es eficaz contra Giardia, bacterias, virus y en alguna medida, contra Criptosporidium.

FLÚOR

Nombre químico F y número atómico 9.

Es miembro de la familia de los halógenos, siendo el elemento no metálico más energético químicamente.

El flúor elemental es un gas de color amarillo pálido a temperaturas normales, con un olor indefinido y una reactividad grande que reacciona con facilidad a temperatura ambiente con muchas otras sustancias elementales, entre ellas el azufre, el yodo, el fósforo, el bromo y la mayor parte de los metales.

Cuando se consume, lo hace produciendo calor y luz, y al reaccionar con los metales forma un fluoruro metálico protector que bloquea una reacción posterior, a menos que la temperatura se eleve. El aluminio, el níquel, el magnesio y el cobre forman tales películas de fluoruro protector.

Uso industrial

El politetrafluoroetileno (PTFE), también denominado teflón, se obtiene finalmente a partir de la fluoración del correspondiente derivado halogenado con fluoruro de hidrógeno (HF).

También a partir de HF se obtienen clorofluorocarburos (CFC), hidrofluorocarburos (HClFC y HFC).

Se emplea flúor en la síntesis del hexafluoruro de uranio, UF_6, siendo el gas más pesado conocido y se emplea en el enriquecimiento de uranio U.

El fluoruro de hidrógeno se emplea en la obtención de criolita sintética, Na_3AlF_6, la cual se usa en el proceso de obtención de aluminio.

Hay distintas sales de flúor con variadas aplicaciones. El flururo de sodio, NaF, se emplea como agente fluorante; el difluoruro de amonio, NH_4HF_2, se emplea en el tratamiento de superficies, anonizado del aluminio, o en la industria del vidrio; el trifluoruro de boro, BF_3, se emplea como catalizador; etc.

Algunos fluoruros se añaden a las pastas de dientes para la prevención de caries (principalmente el fluoruro de sodio).

En algunos países se añade fluoruro a las aguas potables para prevenir la aparición de caries, de lo que se suele avisar a la población. Algunos países como Estados Unidos o Australia fluoran el agua potable, mientras que otros como Alemania lo prohíben.

Se emplea flúor monoatómico en la fabricación de semi conductores.

El hezafluoruro de azufre, SF6, es un gas dieléctrico con aplicaciones electrónicas. Este gas contribuye al efecto invernadero y está recogido en el protocolo de Kioto.

Toxicidad

Su presencia en las pastas de dientes, aunque se trate de partes por millón, está altamente controvertida y existen numerosas llamadas de atención para que sea eliminado de ellas. Tampoco está confirmado que ofrezca alguna protección en los dientes contra la caries.

La dosis del elemento flúor es acumulativa, sea cual sea su estado y procedencia. De tal modo, aunque la dosis del flúor hogareño en principio no fuera excesivamente perjudicial, cuando lo unimos a todos los demás lugares y mucho más a su presencia en el agua potable, el daño es altamente perjudicial.

A altas dosis, la ingesta de flúor puede ser mortal en pacientes sometidos a diálisis renal crónica, e incluso en personas con insuficiencia renal moderada. También puede ser igualmente perjudicial en quienes padecen hepatopatías, pielonefritis o litiasis renal. En estos casos ya se conocen muertes por paro cardíaco por fibrilación ventricular, secundaria a concentraciones excesivas de flúor en la solución de diálisis e hiperpotasemia importante.

Eliminación

Se emplean el yodo, calcio, vitamina C, magnesio y el cilantro con Chlorella.

HIERRO

Símbolo químico Fe, número atómico 26

Se trata de un metal de transición, el cuarto elemento más abundante en la corteza terrestre y el primero en la masa planetaria, concentrándose el 70% en el núcleo terrestre en unión al níquel, generando un campo magnético.

Presencia y funciones en el organismo

El hierro total en un adulto varón sano es de 3,45 gr. y en las mujeres 2,45 gr, encontrándose mayormente concentrado en la hemoglobina y el resto en los tejidos musculares como mioglobina y la enzima mitocromo, así como en el hígado, bazo y médula ósea. La cantidad de ferritina sérica refleja con bastante exactitud las reservas de hierro orgánico, siendo lo normal de 94 ng/ml en varones y 34 ng/ml en las mujeres.

La hemoglobina de los hematíes contiene un 0,40 del hierro total y como siderofilina plasmática encontramos 1mg/l. El bazo y el hígado son una buena fuente de hierro, siendo el hígado el que transforma el hierro radiactivo ingerido en ferritina, una proteína compuesta por óxido de hierro y fósforo hidratado, la cual facilita la absorción y almacenamiento del hierro disponible.

Ferritina

La ferritina es cedida por el hígado a la circulación en caso de shock, al mismo tiempo que disminuye la actividad vasoconstrictora de la adrenalina. También posee actividad como hipotensora y antidiurética. Se encuentra ampliamente distribuida por el bazo, el hígado, la médula ósea, la corteza del riñón, el páncreas, los músculos esqueléticos y el corazón. No se encuentra presencia de ella en sangre.

La ferritina contiene un 17% de hierro y puede ser sintetizada, además de la mucosa intestinal, por el hígado, el bazo, los músculos y el cuerpo lúteo, siendo además una buena reserva de proteínas, no solamente de hierro.

El hígado retira la hemoglobina gastada de la sangre, la deshace y recupera el hierro en forma de ferritina. Si hay exceso de hemoglobina el riñón recupera el hierro.

Los compuestos de hierro heme (orgánico) y quelatos son absorbidos merced a la acción del ácido clorhídrico para formar moléculas e iones férricos. Estos iones reaccionan con otros agentes y se absorben a nivel del intestino y se deposita ya como ferritina, salvo una pequeña parte que se utiliza en las mitocondrias.

La parte de hierro que llega a los eritrocitos que se están desarrollando en la médula ósea, se combina con globulina y forma la hemoglobina, la cual es liberada al torrente sanguíneo incorporada a los hematíes.

Estos corpúsculos tienen una vida media de 117 días y cuando se desintegran son eliminados de la circulación por el bazo, excretándose como bilirrubina en la bilis y reingresándose el hierro en el plasma para unirse a la transferrina. Estas células fagocíticas son la fuente principal de hierro que llega al plasma.

Alrededor de las 2/3 partes de las pérdidas normales de hierro se producen por pérdidas sanguíneas gastrointestinales.

Formas comerciales

Ferritina: Es una proteína de hierro compuesta de óxidos de hierro (férrico) y fósforo hidratados, unidos a una proteína de gran peso molecular. Su papel fisiológico es almacenar hierro y regular su absorción a través de la mucosa gástrica. No se debe administrar en casos de lesión hepática grave, en la depresión de la médula ósea y en las anemias no ferropénicas. Tiene una buena tolerancia gástrica y la dosis media es de 100 mg/día.

Sulfato ferroso: Dosis por comprimido de 525 mg. Es una forma galénica desfasada, de poca absorción y con muy mala tolerancia gástrica.

Ascorbato ferroso: La unión con la vitamina C facilita su absorción y quizá su tolerancia. La dosis por día es de 275 mg

Gluconato y aspartato ferroso: se emplean dosis más bajas del orden de 80 mg/día, lo que en principio es más adecuado.

Quelato de hierro: Empleado en medicina natural en dosis de 10 mg/día, suele tener una buena tolerancia gástrica, quizás por la dosis menor, se absorbe bien, tiene una aceptable biodisponibilidad, aunque tarda algo en curar una anemia.

Levadura enriquecida: es la forma más "suave" para ingerir hierro, aunque no está exenta de intolerancias gástricas en enfermos sensibles. Requiere tratamientos prolongados, pero el hecho de que vaya unida a otros nutrientes sinérgicos facilita su acción.

Hierro catalítico: La forma más utilizada es como Ferrum phosphóricum, pero no se emplea para curar las anemias ferropénicas. En unión al cobre, la vitamina C y el zumo de remolacha, es una forma muy correcta y segura de administrar hierro sin intolerancias.

Zumo de vegetales ricos en hierro: Especialmente remolacha roja, es un método muy adecuado para niños como tratamiento supletorio continuado. No provoca intoxicaciones ni da lugar a intolerancias.

Síntomas de carencia

La carencia de hierro está íntimamente ligada a la anemia, por tanto, los síntomas son iguales, entre ellos:

Piel pálida, difícil de broncearse.

Fatiga, hipotensión.

Taquicardia, soplos cardíacos funcionales.

Respiración débil, superficial.

Imposibilidad de realizar ejercicios.

Uñas quebradizas, alopecia.

Infecciones frecuentes, especialmente de vías respiratorias altas.

Visión defectuosa.

Estreñimiento, pérdida del apetito.

Insomnio, depresiones, irritabilidad con tendencia al llanto.

Hormigueos en los dedos.

Epistaxis.

Amenorrea en mujeres jóvenes.

Impotencia y frigidez.

Mala memoria, vértigos y zumbidos de oído.

Picores generalizados.

Toxicidad

El hierro es un metal pesado muy común en el agua, hay que tener cuidado en ingestión de suplementos de hierro, y en la dieta puede envenenar de forma aguda los niños pequeños. Ingestión representa la mayor parte de los efectos tóxicos de hierro porque este metal se absorbe rápidamente en el tracto gastrointestinal. La naturaleza corrosiva del hierro parece aumentar aún más la absorción. Puede causar una mancha de color rojo o marrón oxidado en los accesorios o ropa y / o al agua dar un sabor metálico.

Es el metal más oxidable y oxidativo, ocasionando con frecuencia cantidades significativas de sustancias reactivas de oxígeno y, por tanto, generación de radicales libres. Esto puede ocurrir ingiriendo sustancias medicinales ricas en hierro. La presencia de la vitamina C evitaría, en parte, esta reacción, pues se forma ascorbato ferroso.

Eliminación del exceso

Ciertas hierbas y especias ricas en fenólico tales como él te verde y el romero, pueden reducir la absorción de hierro.

La curcumina actúa como un quelante de hierro, y en estudios realizados en ratones, la alimentación suplementada con este extracto de especias mostró una disminución en los niveles de ferritina en el hígado.

La astaxantina, que ha sido investigada por sus más de 100 potenciales beneficios para la salud, ha demostrado reducir el hierro inducido por el daño oxidativo.

Ciertas hierbas y especias ricas en fenólico tales como él te verde y el romero, pueden reducir la absorción de hierro.

Para eliminar el Hierro inorgánico también se recomienda, además del ácido lipoico, suplementar con IP6 o ácido fítico.

ORO

Símbolo químico Au, número atómico 79.

Es un metal muy denso, blando y de color amarillo intenso, clasificándose como metal pesado y noble, el más común de los metales preciosos.

Presencia

Se encuentra distribuido por todo el mundo, pero en poca cantidad. El agua de mar contiene concentraciones bajas de oro del orden de 10 partes de oro por billón de partes de agua, aunque en el plancton o en el fondo marino se acumulan concentraciones superiores.

El oro metálico, o natural, son las únicas formas de oro presentes en la Tierra, existiendo en las rocas y minerales de otros metales, especialmente en el cuarzo y la pirita, o puede estar disperso en arenas y gravas (oro de aluvión, lo que dio lugar a la "fiebre del oro".

Usos terapéuticos

Es uno de los oligoelementos más utilizados en las terapias de rejuvenecimiento, normalmente unido al cobre y la plata. En solitario es empleado en la artritis reumatoide y proporciona una reducción de la inflamación sin efecto analgésico, evitando la formación de nuevas lesiones. Se administra como tioglucosa de oro por vía intramuscular en dosis de 10 a 50 mg. La sobredosis se manifiesta con prurito, dermatitis, albuminuria, diarreas y anemia. Existe una forma oral, menos eficaz, pero con menos efectos secundarios a base de auranofin en dosis de 6 mg.

También es adecuado para evitar que las enfermedades se hagan crónicas como suele ocurrir en la hipertensión, el reumatismo, la arteriosclerosis o las varices. La dosis es de 0,004 mg por comprimido.

Toxicidad

El Oro se acumula principalmente en el páncreas, lo que puede dar lugar a diabetes y sobrepeso, y en los ovarios, pudiendo originar diversas patologías como endometriosis o infertilidad.

Entre los posibles efectos secundarios de la terapia de oro se incluyen erupciones, proteína en la orina y recuentos de sangre anormales.

Eliminación

El oro es particularmente difícil de eliminar del organismo. No usar joyería de oro. Las amalgamas metálicas de la boca también contienen oro, además de mercurio y otros metales. Algunos recipientes de cristal y las sartenes de Teflón desprenden oro. También encontramos oro en algunos alimentos procesados como la miel, el pan de producción industrial o el agua del grifo, debido a la lejía no apta para el consumo que se añade, lo que ocurre a nivel mundial en muchos lugares. El oro sirve de alimento a las bacterias Salmonella y Pseudmonas aureginosa.

SELENIO

Símbolo químico Se, número atómico 34.

Es necesario por los seres humanos y otros animales en cantidades pequeñas, pero en cantidades más grandes puede causar daño al sistema, a la fatiga, y a la irritabilidad nerviosos. El selenio acumula en el tejido vivo, causando el alto contenido del selenio en pescados y otros organismos, y causando mayores problemas de salud en ser humano sobre un curso de la vida de la sobreexposición. Estos problemas de salud incluyen pérdida del pelo y de la uña, daño al tejido fino del riñón y del hígado, daño al tejido fino circulatorio, y un daño más severo al sistema nervioso.

El selenio es un mineral natural requerido para una buena salud. Se obtiene de los alimentos y la cantidad diaria recomendada es de 55 µg / d para personas de 14 años o más, con un límite máximo de ingesta tolerable de 400 µg / d. _La cantidad de selenio disponible en una dieta diversa con carne, granos, verduras y nueces es generalmente suficiente para anular la necesidad de suplementación.

Presencia

El selenio se encuentra en el medio ambiente en el suelo, especialmente en las Grandes Llanuras y el oeste de los Estados Unidos.

El selenio amorfo existe en tres formas, la vítrea, negra, obtenida al enfriar rápidamente el selenio líquido. Es insoluble en agua y alcohol, ligeramente soluble en disulfuro de carbono y soluble en éter.

Presenta efecto fotoeléctrico, convirtiendo la luz en electricidad, cuta conductibilidad aumenta al exponerlo a la luz.

Usos medicinales

El selenio es mucho más efectivo en unión a las vitaminas A, E y C. Existen, sin embargo, algunas formas tóxicas de selenio en el mercado, como el selenito sódico, que no es recomendable tomar de manera continuada y es mejor utilizar la mezcla selenio-metionina o levadura de cerveza cultivada en selenio.

Las necesidades diarias oscilan entre 0,05 a 0,15 mg

Las funciones más demostradas son éstas:

Es un potente y eficaz antioxidante.

Mantiene en buen estado las funciones hepáticas, cardiacas y reproductoras.

Colabora en la elasticidad cutánea y tendinosa, así como en el buen estado de las articulaciones.

Es necesario en la síntesis de las prostaglandinas, la formación del semen, la formación de la coenzima Q y las defensas orgánicas inespecíficas.

Por su acción antioxidante previene del cáncer, el envejecimiento prematuro, las alteraciones de la piel y el cabello, la diabetes, así como la falta de vigor muscular.

Toxicidad

Los síntomas de la toxicidad del selenio incluyen náuseas; vómitos, decoloración, fragilidad y pérdida de las uñas; pérdida de cabello; fatiga; irritabilidad; y mal aliento (a menudo descrito como "aliento de ajo").

Existen altas concentraciones de selenio, que son absorbidas por las plantas, por lo que puede ser endémico y tóxico.

Interacciones con medicamentos.

Puede exacerbar el efecto de:

Anticoagulantes

Sedantes

Hierbas que disminuyen la coagulación, como la angélica, el clavo, el jengibre.

El selenio puede alterar los efectos de:

Inmunosupresores

Anticonceptivos orales

Agentes reductores del colesterol

Niacina

Suplementos de cobre

URANIO

Símbolo químico U, número atómico 92

Es un metal gris plateado, débilmente radiactivo, pero con una vida media entre 159.200 años y 4.500 millones de años. Su densidad es aproximadamente un 70% más alta que la del plomo.

Presencia

Se presenta en bajas concentraciones de unas pocas partes por millón en el suelo, las rocas y el agua, y se extrae comercialmente de minerales que contienen uranio, como la uraninita.

Uranio enriquecido

El proceso de enriquecimiento se aplica tras haber separado el uranio de las impurezas por medios químicos. En el método utilizado a escala industrial se denomina difusión gaseosa, en donde el uranio se encuentra en forma de hexafluoruro de uranio. Tras el enriquecimiento, es transformado en plantas químicas especiales en dióxido de uranio, material cerámico que se utiliza finalmente como combustible en los reactores nucleares.

Uranio empobrecido

El uranio empobrecido es un metal denso derivado del enriquecimiento del uranio natural como combustible nuclear. Sigue siendo radiactivo, pero a un nivel mucho más bajo que el material de partida. Se utiliza en proyectiles perforantes y en bombas para aumentar su capacidad de penetración. Si bien es menos radioactivo que el uranio natural, aún retiene toda la toxicidad química asociada con el elemento original.

Uso industrial

El uranio-235 es el único isótopo fisionable natural, lo que lo hace ampliamente utilizado en plantas de energía nuclear y armas nucleares. Sin embargo, debido a las pequeñas cantidades que se encuentran en la naturaleza, el uranio debe ser enriquecido para que haya suficiente uranio-235. El uranio 233 se puede producir a partir del torio natural y también es importante en tecnología nuclear. En concentración suficiente, estos isótopos mantienen una reacción en cadena nuclear sostenida.

El uranio se usa como colorante en el vidrio de uranio, produciendo los colores amarillo limón a verde en luz ultravioleta. También se usó para teñir y sombrear en la fotografía temprana.

En los alimentos

En el aire está como polvo que puede caer sobre el agua, las plantas y la tierra. La lluvia aumenta la cantidad de uranio en el aire que puede asentarse en el suelo.

En el agua potable, especialmente en los niveles más altos de pozos perforados en formaciones rocosas ricas en uranio. Parte del uranio en el agua se adherirá a los sedimentos y otras partículas en el agua.

En los alimentos, el uranio puede adherirse a las raíces de las plantas. Las papas sin lavar, los rábanos y otras verduras de raíz son una fuente primaria de uranio en la dieta.

Las personas que trabajan con fertilizantes de fosfato también pueden estar expuestas a niveles más altos de uranio.

Toxicidad

En grandes dosis, el riñón es el órgano objetivo de la toxicidad química aguda de este metal, lo que produce una necrosis tubular potencialmente letal. En contraste, la exposición crónica a bajas dosis al uranio empobrecido puede no producir un conjunto claro y definido de síntomas. La exposición crónica a bajas dosis, o subaguda, al uranio empobrecido altera la aparición de hitos en los organismos en desarrollo. Los animales adultos que fueron expuestos a uranio empobrecido durante el desarrollo muestran alteraciones persistentes en el comportamiento, incluso después del cese de la exposición al uranio empobrecido. Los animales adultos expuestos a uranio empobrecido muestran comportamientos alterados y una variedad de alteraciones en la química cerebral. A pesar de su reducido nivel de radiactividad, la evidencia continúa acumulando que el uranio empobrecido, si se ingiere, puede representar un riesgo radiológico.

Tratamiento

Aunque no hay una definición clara de lo que constituiría una exposición a dosis bajas o evidencia clara, las experiencias con metales pesados sugerirían que ningún beneficio puede provenir de la exposición al uranio. Las estrategias para otros metales, como el plomo, incluyen quelación, nutrición mejorada, antioxidantes y programas de enriquecimiento ambiental. Sin embargo, como el estado del conocimiento actual se mantiene, no hay base para una discusión informada.

VANADIO

Símbolo químico V, número atómico 23.

Se encuentra de forma abundante en la corteza terrestre, pero es raro encontrarlo como un elemento libre. Combinado se encuentra en la magnetita, vanadinita, carnotita y patronita, también en la roca de fosfato y en algunos crudos.

Se obtiene calentando mineral triturado en presencia de carbono y cloro para producir tricloruro de vanadio, que luego se calienta con magnesio en argón.

Presencia natural

Los mariscos.

Algunas hierbas y especias como la pimienta negra, perejil y eneldo.

El trigo.

Semillas de girasol, maní y aceite de oliva.

Uso industrial

Se utiliza en baterías que pueden almacenar grandes cantidades de energía casi de forma indefinida, de uso en parques eólicos o solares. También para crear aleaciones de acero excepcionalmente ligeras, resistentes y más elásticas, y hoy en día, la gran mayoría se utiliza en acero estructural, principalmente para construir puentes y edificios.

Usos medicinales

Parece que puede ser útil para secretar algunas hormonas, controlar el colesterol y los niveles de azúcar en sangre.

Toxicidad

El Vanadio interfiere con la producción de anticuerpos y glóbulos rojos. Se le relaciona con problemas vasculares y cardiacos. Puede producir irritación estomacal, daño al sistema nervioso central, a los riñones y el hígado

Un valor de Globulina menor de 2 en los análisis de sangre, indica la presencia de cobalto y vanadio en las células-B. Un valor mayor de 3 en la globulina indica la presencia de metales pesados en las células-B.

CAPÍTULO 4

Gases nobles

Son elementos gaseosos. Se trata de un conjunto de seis elementos que se presentan en su estado natural, bajo la forma de gases.

Los gases que se denominan como nobles son seis:

Argón.

El Argón -su símbolo es Ar- se usa dentro de lámparas incandescentes por la cualidad de no reaccionar con el filamento, aun estando a altas temperaturas. Es usado en la industria para evitar ciertas reacciones químicas.

Helio.

El Helio --cuyo símbolo es He no es flamable a diferencia de otro gas liviano como el Hidrógeno; cualidad por la cual se emplea como gas para rellenar globos, como lo son los globos aerostáticos de turismo, o los dirigibles o zepelines.

Neón.

El Neón -símbolo Ne- es un gas que al ser estimulado por corriente eléctrica produce luz de tonalidades rojo-anaranjado, por lo cual es muy usado en anuncios publicitarios.

Radón.

El gas Radón (Rn), es generado durante la degradación radioactiva del uranio a radio, teniendo una vida corta, razón por la cual no tiene aplicaciones prácticas.

Kriptón.

El Kriptón –símbolo Kr-, es usado en diferentes lámparas como las de los proyectores cinematográficos y otras, así como en algunos láseres quirúrgicos.

Xenón.

El gas Xenón (Xe), es utilizado por ejemplo en los flashes de cámaras fotográficas, láseres y tubos fluorescentes, gracias a sus cualidades lumínicas al ser traspasado por corrientes eléctricas.

Abundancia

En el universo el Helio es uno de los elementos más abundantes, siendo superado sólo por el hidrógeno. En cambio, en la tierra es relativamente poco abundante siendo tan sólo el tercero de los gases nobles en cuanto a cantidad en la atmósfera terrestre. Otros gases nobles como el xenón, se encuentran en bajas cantidades en la atmósfera terrestre, en cambio, gases como el radón, por causa de su poca "duración de existencia", es escaso en el planeta.

Estabilidad

Estos gases presentan estabilidad química, lo cual se debe a que están eléctricamente completos y por lo mismo no pueden intercambiar electrones; su estructura atómica cuenta con 8 electrones en sus capas orbitales externas, lo que no permite la entrada de más electrones, por lo que no existen reacciones químicas con otros elementos. Siendo esta cualidad de no reaccionar químicamente, la razón por la que se les denomina como gases inertes o nobles, como se dijo más arriba, por analogía con los metales nobles que también son inertes. A este respecto se destaca que, entre los gases nobles, el helio sí tiene algunas reacciones con otros elementos.

Poseen puntos de fusión y ebullición bajos.

Son elementos que en condiciones "normales" (temperaturas no muy altas o bajas, y presión atmosférica normal), se presentan en forma gaseosa. Pero se pueden licuar a temperaturas extremadamente frías y solidificar, excepto el helio, el cual, si bien sí se puede licuar a temperaturas muy bajas y presiones altas, no se puede solidificar. Esto se debe a que estos elementos cuentan con enlaces moleculares débiles, por lo que se dificulta su licuefacción y solidificación.

Poseen afinidad electrónica negativa.

Estos gases tienen una afinidad electrónica negativa, esto se debe a que los elementos gaseosos pertenecientes a este grupo, no pueden "aceptar" un electrón para formar aniones estables, por estar "completos" en su estructura atómica, al contar con 8 electrones en sus órbitas más externas.

Radioactividad.

Algunos de ellos como el radón, son elementos altamente radioactivos, ya que este es producido durante la degradación del elemento Uranio a otro, el Radio, teniendo un tiempo de "vida" corto de poco más de tres días, (3.82 días).

"Y, para organizarme, me gustaría saber: ¿cuánto dura el presente?"

CAPÍTULO 5

TRATAMIENTOS NATURALES

SÍNTOMAS GENERALES

Los metales pesados pueden entrar al cuerpo de diferentes maneras. Se pueden respirar, comer o absorber a través de la piel. Si entra demasiado metal al cuerpo, puede causar intoxicación por metales pesados. La intoxicación por metales pesados y otros elementos, puede provocar problemas graves de salud, como daño a órganos, cambios de comportamiento y dificultades con el pensamiento y la memoria. Los síntomas específicos y cómo afectan, dependen del tipo de metal y de cuánto hay en el cuerpo.

Los síntomas dependen del tipo de metal y la cantidad de exposición. Algunos de los síntomas son:

Náuseas y vómitos

Dolor abdominal

Diarrea

Hormigueo en las manos y los pies

Dificultad para respirar

Escalofríos

Debilidad

Algunos menores de 6 años podrían necesitar un análisis de plomo porque tienen más riesgo de envenenamiento con este elemento, siendo especialmente peligroso para los niños porque sus cerebros están en desarrollo y son más vulnerables al daño cerebral del envenenamiento. Antes, el plomo se usaba a menudo en pinturas y productos para el hogar. Todavía se usa en algunos productos.

Los niños pequeños son expuestos al plomo al tocar superficies con plomo y llevarse las manos a la boca y aquellos que viven en casas antiguas o en condiciones más pobres, pueden correr un riesgo aún mayor porque en sus ambientes a menudo hay más plomo. Aun los niveles bajos de plomo pueden causar daño cerebral permanente y trastornos de conducta. Incluso, la intoxicación por plomo de los padres, podría transferirse al niño en el periodo de gestación y embarazo.

Algunos pescados y mariscos tienen niveles altos de mercurio, así que debe evitar comer mariscos 48 horas antes de la prueba.

Si los niveles de metales pesados son bajos, pero los síntomas de exposición persisten, es probable que el médico pida más pruebas. Algunos metales pesados no permanecen en el torrente sanguíneo por mucho tiempo, aunque pueden permanecer más tiempo en la orina, el cabello u otros tejidos del cuerpo. Así que quizá tenga que hacerse una prueba de orina o dar una muestra de cabello, uña u otro tejido para su análisis.

No hay un vacío absoluto, siempre hay energía con partículas que se crean y destruyen.

QUELACIÓN Y ELIMINACIÓN

La eliminación de los metales del cuerpo se conoce como quelación. Esta palabra en realidad proviene de la palabra griega "garra" y fue utilizado por personas que trabajaban en las bodegas con abundancia de metales, y que eran eliminadas posteriormente a través del sistema digestivo.

Se trata de un proceso mediante el cual el cuerpo une naturalmente los metales tóxicos para evitar que causen daño y excretarlos del cuerpo.

1) Dieta mineral suficiente

Durante este proceso, se recomienda la suplementación con zinc, calcio, hierro y magnesio, ya que estos nutrientes reducen la absorción de metales tóxicos y su deficiencia ocasiona un aumento en la absorción de metales tóxicos del intestino.

2) Eliminar las fuentes de exposición a metales pesados

El primer paso para reducir la carga corporal de los metales es reducir o eliminar la fuente de exposición, si es posible. Por ello, es imprescindible realizar una analítica precisa para saber cantidad y destino. Esto nos lleva, en primer lugar, a reducir el consumo de productos pesqueros con alto contenido de mercurio, analizar y filtrar el agua potable o dejar de fumar, entre otras precauciones.

3) Asegúrese de que los órganos excretores, riñón, sudor y heces, funcionen correctamente.

Por ello, sería conveniente realizar una desintoxicación general al principio o junto con el tratamiento. El estreñimiento, el intestino permeable o las enfermedades renales y hepáticas, dificultarán la eliminación.

4) Buscar los agentes quelantes adecuados

El siguiente paso es unir metales pesados donde se almacenan en el cuerpo, para que sean eliminados con el órgano excretor.

5) Desintoxicar lentamente

Es importante desintoxicar lentamente los metales pesados para evitar la redistribución a través del cuerpo y, por lo tanto, se recomienda interrumpir temporalmente o reducir las dosis de compuestos quelantes si los síntomas empeoran. El proceso es lento.

6) Puede emplear ciertos alimentos con propiedades quelantes naturales. En casos de exposición de un menor de edad, no es necesario gastar una fortuna en medicamentos o suplementos con el fin de restaurar la salud óptima.

El infinito es aquello que no sabemos dónde termina

PRUEBAS ANALÍTICAS

Los médicos a menudo realizan pruebas de metales utilizando orina, sangre completa, glóbulos rojos y, con menos frecuencia, pelo o, raramente, muestras de uñas de los pies.

Una prueba de sangre de metales es un grupo de pruebas que miden los niveles de metales potencialmente dañinos en la sangre. Los metales que más comúnmente se analizan son el plomo, arsénico, mercurio y el cadmio. Los que menos comúnmente se analizan son el cobre, el zinc, el aluminio y el talio. Otras pruebas deben incluir el flúor, incluso combinado.

Análisis de sangre

En la mayoría de los casos, las pruebas de sangre son indicativas de exposición aguda en lugar de la carga corporal total (cantidad total de metales acumulados durante la vida que está presente en el cuerpo), sin embargo, hay excepciones en caso de envenenamientos.

Pruebas de orina

Las pruebas de orina son el estándar de oro para los metales tóxicos (mercurio, arsénico, plomo y cadmio). Sin embargo, incluso la prueba de orina puede dar una representación inexacta de la carga corporal de algunos metales, ya que a menudo están presentes en diferentes formas, almacenados en diferentes áreas, y procesados y excretados por el cuerpo de manera diferente.

Por ejemplo, el mercurio está presente en el cuerpo en dos formas: orgánico (metilmercurio o dimetilmercurio) e inorgánico (sales de mercurio, como el cloruro de mercurio). La orgánica se excreta en gran medida a través de la bilis y las heces, mientras que la inorgánica se elimina a través de la orina.

Por lo tanto, la sangre completa es la prueba preferida para la carga corporal de mercurio orgánico y las pruebas de orina son óptimas para medir la carga corporal de mercurio inorgánico.

Prueba Heavy Metals

Un tipo popular de prueba se denomina "prueba de provocación" o "prueba de orina provocada", que implica el uso de grandes dosis de un fuerte agente quelante, generalmente ácido dimercaptosuccínico (DMSA), para extraer los metales del cuerpo hacia la orina donde pueden ser analizados.

Las pruebas de provocación de quelación se asocian con reacciones adversas, ya que la afluencia de metales movilizados a menudo puede abrumar las vías de desintoxicación del cuerpo y redistribuirlas a tejidos diferentes o más críticos durante la prueba.

Otras críticas de las pruebas de desafío incluyen la posibilidad de falsos positivos y la falta de un estándar de protocolo y rangos de referencia de laboratorio para interpretar los resultados. Por lo tanto, muchas organizaciones profesionales y gubernamentales recomiendan enfáticamente que no se usen debido a esto.

A pesar de esto, la prueba todavía es utilizada comúnmente por algunos practicantes. Estos médicos argumentan que les permite determinar el agente quelante más eficaz y detectar problemas de absorción o tolerancia con el agente.

Si un individuo decide seguir la ruta de la prueba de provocación, se recomienda que sus vías excretoras estén abiertas y no sobrecargadas, es decir, sin enfermedades como estreñimiento o enfermedades renales y hepáticas, para permitir que los metales se eliminen de manera segura. Además, se deben tomar muestras de orina antes y después de la prueba para establecer una referencia para el individuo.

En lugar de pruebas de desafío, la toxicidad de metales pesados a menudo se diagnostica con una combinación de síntomas informados y pruebas de orina que revelan niveles de metales por encima del rango de referencia.

Pruebas de cabello

Si se hace correctamente, el análisis del cabello es otra manera confiable de ver si tiene toxicidad por metales. La prueba de cabello refleja principalmente la exposición pasada, quizá aquellos metales que se están eliminando, por lo que debe combinarse con análisis de orina o sangre para confirmar la toxicidad por metales pesados.

AGENTES QUELANTES

Los agentes quelantes son una gama de compuestos orgánicos que pueden asimilar y fijar iones metálicos y así eliminarlos del cuerpo. Son útiles en casos de envenenamiento y daño tisular de metales. Algunos ejemplos médicos son desferrioxamine, dimercaprol, penicillamine, deferiprone y sodiun calcium. También deferasirox, succímero, deferoxamina y trientina.

Reaccionan con iones metálicos para formar un complejo soluble en agua estable y tienen un centro anular que forma al menos dos enlaces con el ion metálico, lo que permite su excreción. Son generalmente compuestos orgánicos ricos en carbono.

Habitualmente se unen al hierro, al plomo o al cobre en la sangre para tratar niveles excesivamente altos de estos metales, así como contra el envenenamiento por metales pesados.

Entre las enfermedades que se tratan con agentes quelantes, están:

Hemocromatosis, hemosiderosis, sobrecarga de hierro, envenenamiento por hierro y plomo, siderosis superficial, talasemia, enfermedad de Wilson.

EL PROCEDIMIENTO Y LOS AGENTES QUELANTES

El objetivo general de quelar y desintoxicar metales pesados es unirlos con un quelante fuerte y luego excretarlos de manera segura fuera del cuerpo sin redistribuirlos a otros órganos.

Tenga en cuenta estos requisitos previos:

1) Suplementos con minerales esenciales

Durante este proceso, se recomienda la suplementación con zinc, calcio, hierro y magnesio, ya que estos nutrientes reducen la absorción de metales pesados tóxicos y su agotamiento resulta en un aumento en la absorción de metales tóxicos del intestino.

2) Eliminar las fuentes de exposición a metales pesados

El primer paso para reducir la carga corporal de los metales pesados es reducir o eliminar la fuente de exposición, si es posible. Esto puede significar reducir el consumo de productos pesqueros con alto contenido de mercurio, analizar y filtrar el agua potable o dejar de fumar.

3) Asegúrese de que los órganos excretores funcionen correctamente

Si va a usar quelación para eliminar los metales pesados tóxicos, es importante asegurarse de que sus vías de excreción estén abiertas y no sobrecargadas para permitir que los metales se eliminen de manera segura. El estreñimiento, el intestino permeable o las enfermedades renales y hepáticas, impedirán la eliminación de los metales.

4) Metales pesados con quelato

El siguiente paso es unir los metales pesados donde están almacenados, y llevarlos al torrente sanguíneo y excretarlos a través del hígado mediante la bilis, de ahí a las heces, también quitarlos de los riñones a través de la orina, o a través de la piel mediante el sudor.

5) Desintoxicar lentamente

Es importante desintoxicar lentamente los metales pesados para evitar la redistribución a través del cuerpo y por lo tanto se recomienda interrumpir temporalmente o reducir las dosis de compuestos quelantes, si los síntomas empeoran por saturación de los sistemas excretores del cuerpo.

Además, en general, se recomienda pulsar el proceso de quelación y trabajar con un médico calificado durante este tiempo.

AGENTES QUELANTES QUÍMICOS

La terapia por quelación es una serie de tratamientos que consiste usualmente de 20 a 50 infusiones intravenosas, de acuerdo al estado de salud de cada paciente. El número requerido promedio para beneficio definitivo en pacientes con síntomas de obstrucción arterial, es de 30 tratamientos.

Cada tratamiento lleva de 2 a 3 horas y los pacientes normalmente reciben uno, dos o tres tratamientos por semana. En un tiempo razonable de tratamiento, se detiene el progreso de la afección. Con el tiempo, este tratamiento produce notables mejorías en muchos procesos metabólicos y fisiológicos del organismo. El proceso de regulación del calcio y del colesterol, se restaura gracias a la normalización de la química interna de las células.

La quelación beneficia a cada vaso sanguíneo en el organismo, desde los más grandes, hasta las arteriolas y los más finos capilares, la mayoría de los cuales son demasiados pequeños para tratamientos quirúrgicos, o se encuentran muy profundos en el cerebro, en donde no pueden ser alcanzados mediante cirugía, de una manera segura. En muchos pacientes, los pequeños vasos sanguíneos son los que más severamente se ven afectados. Los beneficios de la quelación, ocurren de la cabeza a los pies y no solamente en pequeños segmentos de unas cuantas arterias amplias que pueden ser intervenidas quirúrgicamente.

En la mayoría de los casos, el tratamiento se realiza mediante terapia ambulatoria, es decir en el consultorio médico o en una clínica.

Se emplean habitualmente:

DIMERCAPROL (2,3-dimercapto-propanol), más conocido como BAL (British-Anti-Lewisite, por su uso contra la intoxicación con lewisita, un arma química). Se trata de un compuesto preparado con solvente oleoso, aceite de maní, que puede ocasionar reacciones alérgicas.

DMPS (2,3-dimercapto-1-propano-sulfónico) y el ácido dihidrolipoico (**DHLA**), son quelantes a base de ditiol utilizados en las intoxicaciones por mercurio, plomo (nunca como monoterapia), arsénico, cromo, cadmio, cobre, bismuto, oro, antimonio, zinc, tungsteno, níquel.

Se trata de uno de los quelantes más utilizados, pues se trata de una sal a la que se adhieren los metales para excretarse a través de la orina y las heces. A los 60 minutos de haberlo inyectado se analiza la orina en busca de metales pesados. Es una forma rápida de diagnóstico y eficaz para eliminarlos de los tejidos, aunque no del sistema nervioso, pero no exenta de efectos secundarios.

La absorción oral de DMPS es aproximadamente 40% más alta que la de DMSA.

El DMPS aumenta la excreción de arsénico, cadmio, plomo y mercurio en la orina, siendo eficaz en la eliminación del mercurio del riñón.

Aumenta también la excreción urinaria de nutrientes necesarios como cobre, selenio, zinc y magnesio, necesitando suplementos con ellos antes o después del tratamiento.

En un ensayo con pacientes autistas, algunos niños desarrollaron un empeoramiento de los síntomas. Los investigadores pensaron que esto probablemente se debía a la redistribución de los metales recientemente movilizados sin la capacidad de excretarlos suficientemente.

Además, la hidratación adecuada y la regularidad intestinal son esenciales, ya que durante la terapia de quelación, la movilización y quelación de metales no debe exceder la capacidad de excretarlos, de lo contrario se redistribuirán por todo el cuerpo donde tienen el potencial de causar más daño que su inicial sitio de almacenamiento.

Están contraindicados en pacientes con deficiencia de Glucosa 6-fosfato-deshidrogenasa, ya que puede causarles hemólisis.

La administración conjunta de selenio y agentes de quelación de ditiol durante el tratamiento, también puede ser contraproducente.

Utilizar con precaución en pacientes con fallo renal, hepático y su uso IM en pacientes con trombocitopenia o coagulopatías.

Presentación: Amp 100 mg/ml

Dosis de 3 mg/kg cada 4 horas por 2 días IM, luego cada 12 horas por 7-10 días IM. Luego se continúa quelación por vía oral con succimer o penicilamina hasta conseguir niveles de arsénico en orina por debajo de 50 µg por litro o cambio de agente terapéutico. Las dosis son iguales en niños.

DMSA o ácido dimercaptosuccínico, es la sustancia más indicada para realizar la quelación del mercurio. También es bastante afín al aluminio. El DMSA es uno de los metanolitos del compuesto MSM, el cual actúa en el cuerpo atrapando sustancias tóxicas.

Este agente quelante es utilizado en la intoxicación por **plomo, mercurio metálico e inorgánico y arsénico.** También aumenta la excreción del cadmio.

Es soluble en agua y al contener dos grupos tiol, lo convierte en un quelante especialmente fuerte de metales pesados.

En ratones, el DMSA fue más eficaz en la eliminación de cadmio que DMPS, también es el más eficaz en la eliminación del mercurio del cerebro.

Se puede administrar por vía oral, intravenosa o a través de la piel.

La suplementación oral con DMSA aumenta significativamente y en gran medida la excreción urinaria de plomo, mercurio, arsénico y cadmio. En 17 adultos con intoxicación por plomo, el DMSA aumentó la excreción urinaria de plomo en un factor de 12 y revirtió rápidamente los síntomas relacionados con la toxicidad del plomo.

Se debe tener precaución con DMSA, ya que también se ha demostrado que excreta metales beneficiosos como zinc, hierro, calcio, cobre y magnesio, por lo que se recomienda complementar con estos después de la terapia.

Presentación: cápsulas por 100 mg.

Dosis: de 10 mg/kg VO cada 8 horas por 5 días, luego cada 12 horas durante 2 semanas o hasta que el paciente se recupere.

EDTA

El ácido etilendiaminotetraacético (EDTA) se emplea para extraer metales pesados de la sangre en casos de toxicidad aguda.

El EDTA secuestra el calcio sanguíneo, actuando como agente anticoagulante, pues se conoce la necesidad de calcio en el medio para que se produzca la cascada de la coagulación. El EDTA y sus sales sódicas derivadas se utilizan para precipitar metales pesados tóxicos de manera que puedan ser excretados por la orina. La fijación de plomo, cadmio, níquel por el EDTA, muestra una relación favorable en el cuerpo humano, sin embargo, la unión a cobre, hierro y cobalto, no es tan fuerte.

El EDTA no es específico para el plomo -uso muy popularizado actualmente-, pues capta otros iones que tienen una constante más alta, como el cobre, el níquel y especialmente el ión férrico.

Para ser útil, el EDTA y cualquier otro agente quelante, deben tener un grado determinado de pH para que su actividad fijadora para cada metal sea óptima. El EDTA concretamente, actúa en un estrecho margen de pH, dentro del cual se encuentran el pH de la sangre y de los líquidos tisulares, de forma que el EDTA puede actuar óptimamente dentro del cuerpo humano.

El EDTA Cálcico (Edetato Cálcico Disódico – Varsenato Cálcico Disódico), es un agente quelante utilizado en la intoxicación por **plomo, cobre, manganeso, zinc y en radioisótopos pesados**. Antes de iniciar el tratamiento se debe dar una adecuada hidratación y garantizar flujo urinario normal. El control de función renal se debe realizar a través de determinaciones de BUN y creatinina diaria durante los días de tratamiento y luego al segundo y quinto días post tratamiento.

El EDTA disódico de calcio aumenta la excreción de plomo, pero debido a que se absorbe pobremente por vía oral, debe administrarse por vía intravenosa.

En pacientes en anuria o con insuficiencia renal se debe usar con hemodiálisis o hemofiltración.

Es una opción ideal si además se quiere remover los depósitos de calcio acumulados en las arterias, por lo que su uso puede causar hipocalcemia. Presentación: Amp. por 200 mg/ml, 5ml.

Dosis: en encefalopatía o plumbemia mayor de 150 g/dl administrar 30-50 mg/kg IV en infusión continua durante 24 horas. Máximo por 5 días. En intoxicación sintomática o plumbemia de 60- 149 g/dl administrar 20mg/kg. El tratamiento con EDTA es durante 5 días y si los niveles no disminuyen a 40 g/dl se repite durante 5 días más después de un descanso de 2 días.

No debe usarse durante el embarazo ni en personas con enfermedades renales o hepáticas.

El EDTA de sodio también es utilizado para eliminar la intoxicación por plomo y mercurio, por el mismo procedimiento, la quelación de metales pesados, incluso como antimicrobiano, ya que desestabiliza colonias bacterianas que forman agregados, pudiéndose aplicar en heridas externas o en apósitos.

En odontología, el EDTA se utiliza como ensanchador químico en endodoncia, ampliamente difundido entre las soluciones utilizadas con mayor frecuencia para la irrigación y, aprovechando su propiedad de quelante, capta el calcio de los tejidos dentarios.

D-PENICILAMINA. Quelante derivado de la penicilina, sin actividad antimicrobiana. Se usa como coadyuvante en el tratamiento de intoxicación leve o moderada por algunos metales pesados como **plomo, mercurio, cobre, arsénico** después del tratamiento con EDTA o BAL.

Está contraindicada en personas con antecedente alérgico a la penicilina, en insuficiencia renal y en intoxicación por cadmio, porque puede potenciar la nefrotoxicidad causada por este elemento.

Presentación: tabletas de 250-300mg.

Dosis: Adultos VO 250-300 mg cada 6 horas por 10 días por vía oral, si se tolera, hasta 1-3 gramos diarios.

Niños: 25mg/kg/día, dividida en 3 ó 4 dosis, máximo 1g/día.

Hacer controles de función hepática, renal y hematológica.

Descansar una semana y repetir el tratamiento 10 días más si persisten niveles altos. Tratamientos hasta de 3 meses han sido tolerados.

NITRITO DE AMILO Y NITRITO DE SODIO. Oxidan la hemoglobina a metahemoglobina, aumentando la captación de cianuro libre para su posterior destoxificación a tiocianatos; se utilizan por ende en la intoxicación por **cianuro**.

El nitrito de amilo es inhalado, produce un 3% de metahemoglobinemia por ampolla inhalada.

Dosis: 2-3 perlas inhaladas por 30 segundos cada 5 minutos

El nitrito de sodio amp 3%, la dosis es de 300 mg para adultos y 6 mg/kg (0,33 ml/kg) para niños, produce un 7% de metahemoglobinemia por dosis. Para lograr el tratamiento ideal se debe alcanzar una metahemoglobinemia del 20%. Si el paciente no responde en 20 minutos se debe repetir la mitad de la dosis inicial.

Agentes quelantes ORGÁNICOS

Los produce el cuerpo o los ingerimos con los alimentos

El cuerpo humano tiene su propio mecanismo de limpieza que utilizan agentes quelantes, aunque pueden ser empleados por vía externa. Cada célula en el cuerpo fabrica sus propios agentes quelantes, tales como:

CISTEÍNA/CISTINA

La cisteína es un aminoácido azufrado no esencial, salvo en los bebés, el cual posee unas interesantes propiedades como antioxidante, además de ser un elemento decisivo en la eliminación del **mercurio**. Sintetizado a partir del azufre, la serina y la metionina, de todos ellos nutrientes azufrados, es, sin embargo, el más activo, empleándose abundantemente en medicina como homocisteína. Es el paso previo para formar la cistina (2 cisteínas oxidadas), aunque ambas pueden tener las mismas propiedades terapéuticas, dada su fácil conversión.

La N-acetilcisteína, una forma de cisteína que aumenta la producción de glutatión, reduce los niveles de **mercurio** y plomo.

En ratones, la N-acetilcisteína aumentó la excreción de mercurio en un 400% en comparación con los animales de control.

En 171 trabajadores expuestos al plomo, la N-acetilcisteína redujo los niveles sanguíneos de **plomo** y el aumento de las concentraciones de glutatión, mientras que al mismo tiempo disminuía el estrés oxidativo.

HISTIDINA

Aminoácido no esencial que, sin embargo, cumple con una función vital, como es el ser un precursor de la histamina. Esta sustancia que liberada en cantidades importantes puede desencadenar serios problemas de salud, no es algo nefasto en nuestro organismo sino un aviso de que nuestra salud está en peligro. Sin su presencia, ante un antígeno podría desencadenarse una crisis alérgica de consecuencias graves o mortales. Por tanto, de los niveles de este aminoácido depende en gran manera la cantidad de histamina corporal.

Ayuda en la quelación del **hierro** y, entre otras funciones:

Ayuda a mejorar la artritis reumatoide.

Ayuda en la desintoxicación de metales pesados.

Ayuda en el tratamiento de la impotencia y la frigidez.

Ayuda a mejorar la respuesta inmunitaria.

Importante para el mantenimiento de las vainas de mielina.

GLUTAMINA

Aunque la Glutamina no es un aminoácido esencial (se obtiene a partir del ácido glutámico), y puede ser sintetizado por el organismo, en casos de quemaduras o trabajo físico intenso, en los cuales se reducen sus niveles plasmáticos, se produce un gran aumento de sus necesidades.

Al tratarse de un componente esencial para facilitar el transporte del nitrógeno por el organismo, fundamentalmente entre el músculo (principal lugar de síntesis), el pulmón y el riñón, su función es quizá más importante que en la mayoría de los aminoácidos.

La glutamina se diferencia de otros aminoácidos en que tiene dos grupos amino: un grupo primario alfa-amino y un grupo amida adicional. Debido a la polaridad del grupo terminal amida, la glutamina es rápidamente hidrolizada produciendo glutamato y amonio, constituyendo una reacción clave en el intercambio de nitrógeno en el organismo. En las situaciones de estrés y en las infecciones, hay una captación tisular incrementada de glutamina, fundamentalmente por parte del hígado, linfocitos y macrófagos.

La concentración de la glutamina en el interior de la mucosa de la célula intestinal es baja comparada con la de las células musculares y hepáticas, pero en estados catabólicos la captación de glutamina por el intestino aumenta, así como su liberación, por parte de la musculatura esquelética. Proporcionar glutamina como complemento nutricional puede acelerar la curación del daño intestinal secundario a la **quimio** y radioterapia, reduciendo la mortalidad.

METALOTIONEÍNAS

Las MTs son una superfamilia de proteínas de bajo peso molecular, no enzimáticas, que consisten en una cadena de 61-68 aminoácidos, de los cuales 20 residuos son de cisteína. Recientes investigaciones han mostrado información acerca del papel fisiológico de las MTs en el sistema nervioso, principalmente en procesos de estrés oxidativo con generación de radicales libres, apoptosis, inflamatorios, detoxificantes y de homeostasis, los cuales son procesos ampliamente relacionados con enfermedades neurodegenerativas. Esta revisión muestra el papel multifuncional de la MT, describiendo un amplio rango de procesos que son regulados por una única familia de MTs. Sin embargo, son necesarios nuevos estudios para elucidar completamente y detallar de manera contundente cuáles son los mecanismos moleculares que involucran a la MT en el sistema nervioso y cuál es su participación en la fisiopatología de las enfermedades neurodegenerativas.

Las MTs han sido extensamente estudiadas en relación con la toxicidad del **Cadmio** (Cd), principalmente en riñón, hígado y sistema nervioso. Los factores que influyen en la absorción, distribución y eliminación de Cd no son completamente conocidos, sin embargo, la acumulación de Cd en varios tejidos es dependiente de MTs, y la concentración renal de Cd es directamente proporcional a los niveles de MT; el complejo que es formado en el hígado es liberado a la sangre, y depositado en riñón.

El Cd es capaz de incrementar la LPO incrementando la producción de EROs en diferentes órganos, principalmente pulmón y cerebro, interfiriendo con los mecanismos antioxidantes de la célula como el glutatión, el glutatión peroxidasa, la catalasa, alterando la estructura de la membrana celular, inhibiendo el metabolismo energético, alterando el sistema de neurotransmisión y es capaz de inhibir los mecanismos de reparación de ADN. El Cd afecta principalmente el sistema nervioso. Las MTs actúan principalmente atrapando iones de Cd.

Además, los azúcares, lípidos y ciertas proteínas, pueden actuar como agentes quelantes. Recordemos que nuestras células de grasa están especializadas en el almacenamiento de azúcares, minerales y toxinas en el cuerpo humano. La quelación natural es de hecho más frecuente de lo que se piensa.

MSM

MSM: (metil-sulfonil-metano). Es una forma orgánica de azufre. Representa una fuente de azufre quelante de metales pesados (**mercurio, plomo y arsénico**) que los hace solubles. El MSM trabaja principalmente a nivel extra celular.

Se trata de una fuente natural de azufre, un mineral que es esencial para la formación del colágeno, del tejido conectivo, y de los cartílagos de las articulaciones. El MSM suministra ingredientes vitales que ayudan a los componentes celulares en las articulaciones. Además, puede funcionar como antioxidante, tanto en los componentes solubles en grasa, como en agua del cuerpo.

Es vital en la formación del colágeno, del tejido conectivo y de los cartílagos de las articulaciones.

VITAMINA C

Se trata de una sustancia blanca, soluble en agua y muy estable en forma seca, aunque se oxida con facilidad disuelta en líquido, en presencia de oxígeno, en un medio alcalino o con el calor. Cristalizada es estable en el aire.

Está ligada al ácido nucleico del citoplasma por intermedio del hierro.

En el organismo humano hay varias sustancias que tienen actividad como vitamina C, aunque la más activa es el ácido L-ascórbico, siendo el D-ascórbico el menos eficaz.

La vitamina C protege contra la toxicidad del **plomo**.

Los niveles bajos de esta vitamina se han asociado con una disminución de los niveles de glutatión y un aumento del estrés. La vitamina C aumenta los niveles de glutatión al reciclar el glutatión usado, como en los glóbulos rojos humanos.

En ratas, la administración de suplementos de vitamina C aumenta la excreción de plomo en la orina y las heces, y evita la absorción de plomo en el intestino.

La toxicidad del plomo puede provocar daños en las membranas de los glóbulos rojos, lo que afecta su función. En 15 trabajadores expuestos al plomo, un año de vitamina C (1 g / día) y suplementación E (400 UI / día), redujo la peroxidación lipídica en los glóbulos rojos entre 47.1% y 69.4%, comparable a 19 trabajadores no expuestos al plomo.

Las dosis entre 500-1500 gramos por día se utilizan a menudo en entornos de investigación clínica, sin embargo, muchos usuarios superan con creces estos niveles, con pocos efectos adversos más allá de la diarrea.

A partir de los 3 gramos es un excelente quelador del **aluminio**. La vitamina C liposomal puede ser una buena opción para asegurarnos su absorción, lo mismo que unirla a un flavonoide como la quercetina.

ZINC

Descubierto en 1869 como factor esencial para el crecimiento de las plantas, se aisló por primera vez en 1886 en las algas marinas fucus y posteriormente se encontró también en los cereales, las leguminosas y las hojas verdes de casi 100 plantas comestibles. Años más tarde, en 1950, se encontró también en el cabello y la sangre del ser humano, descubriéndose numerosas personas que padecían serias carencias.

El zinc previene la absorción de **cadmio y plomo** y aumenta la excreción de cadmio.

Compite con el cadmio y el plomo por los sitios de unión en las proteínas, y la deficiencia de zinc puede conducir a una mayor absorción de cadmio y plomo.

La suplementación de zinc también aumenta la síntesis de metalotioneína, una proteína que se une al cadmio y ayuda a desintoxicarlo del cuerpo.

Además, la suplementación con zinc protege la actividad de una enzima llamada deshidratasa del ácido δ-aminolevulínico (ALAD), que es muy sensible al plomo.

SELENIO

En el año 1959 el doctor Schwartst lo aisló como un nutriente esencial y algunos años después incluso la misma OMS recomendó estudiar su relación con las enfermedades cardiacas. Al margen de esto, su gran interés ha estado centrado no en la salud sino como conductor de la electricidad, especialmente cuando se le somete a la luz, lo que dio lugar a su aplicación en las máquinas de xerocopias. De apariencia grisácea, con un peso atómico de 78,96, una densidad relativa de 4,81 y un punto de fusión de sólo 217°, es un elemento esencial para las células fotoeléctricas.

Las primeras experiencias con este mineral fueron muy confusas, ya que aparecían más datos sobre intoxicaciones que sobre sus posibles utilidades terapéuticas. La facilidad con la que las plantas lo absorben del suelo ha dado lugar a numerosos problemas tóxicos, especialmente en animales rumiantes. Su gran capacidad para ser absorbido -llega a un 80%- junto a su lenta eliminación, provoca no pocas intoxicaciones si se ingiere sin control médico.

Normalmente tenemos unos 12 mcg en sangre por cada 100 ml concentrándose preferentemente en los testículos, los riñones, el hígado y los músculos.

Sabemos que aumenta la excreción de mercurio, siendo un nutriente crucial cuando se trata de quelar metales pesados.

Este mineral aumenta la actividad del glutatión, y el aumento de los niveles de selenio se asocia con mayores niveles de glutatión en la sangre.

En ratas expuestas al mercurio, el selenio previno la destrucción de las neuronas y la supresión de la síntesis de proteínas causada por el mercurio y ayudó a reparar el tejido dañado que ayuda a conducir las señales nerviosas (vaina de mielina)

En unos experimentos con 103 personas expuestas a mercurio en China, 100 microgramos de selenio diarios en forma de levadura enriquecida aumentaron la excreción de **mercurio** y también disminuyeron los marcadores de inflamación y estrés oxidativo, en comparación con los controles a los que se les administró la levadura sin selenio.

Las nueces de Brasil, ricas en selenio, a menudo se mencionan como alimentos importantes para quelar metales pesados.

METIONINA

Aminoácido esencial empleado primeramente como agente lipotrópico por su eficaz acción sobre la célula hepática, se le considera ahora como un buen antioxidante capaz de impedir los efectos tóxicos de los radicales libres.

Rico en azufre y carbono, es un agente necesario en la estructura de los ácidos nucleicos y la formación del colágeno, formando parte también del glutatión reducido, un tripéptido con importantes acciones sobre el hígado, los radicales libres y la energía.

La metionina puede ayudar a quelar los metales debido a su grupo de azufre.

Cuando se añadió metionina a la dieta de ratas, aumentó significativamente la excreción fecal de **plomo**.

Agentes quelantes y desintoxicantes NATURALES

ZEOLITA

El nombre "zeolita" proviene de la combinación de las palabras griegas zeo (hervir) y Lithos (piedra).

La zeolita es un mineral volcánico natural que se formó hace millones de años. Cuando los volcanes entran en erupción, la lava fundida y la ceniza volcánica derramadas por un volcán en una isla o cerca de un océano, terminan desembocando en el mar. Gracias a una reacción química entre las cenizas del volcán y la sal del mar, se forman las zeolitas en la lava endurecida durante miles de años.

La estructura cristalina de la zeolita, vista bajo un microscopio, está formada por tetraedros geométricos que dan lugar a una red tridimensional.

Por sus propiedades alcalinas, desintoxica el cuerpo de **mercurio** y otros metales pesados, actuando contra bacterias patógenas y virus.

Al poseer carga negativa los metales pesados, las toxinas y productos químicos nocivos que tienen carga positiva, son atraídos y atrapados por la zeolita para ser expulsados del cuerpo de forma natural a través de la orina, las heces y mediante el sudor o transpiración.

En la actualidad, la zeolita se usa a nivel industrial con fines de purificación del agua y aire, así como un depurador para la industria alimentaria, en la fertilización agrícola y como suplemento nutricional para humanos y animales. Se comercializa como zeolita micronizada o como nanopartículas, existiendo 9 tipos de zeolita, para uso humano, veterinario, industrial, dentro de los cuales la conocida como clinoptilolita, es la recomendada para consumo humano.

La zeolita puede quelar moléculas tóxicas como el **arsénico**, pero en cambio, no actúa sobre moléculas de minerales como el potasio de mayor diámetro, ayudando a su vez en su recorrido a la distribución de minerales útiles (calcio, sodio, magnesio, fósforo) y del ácido generado por los iones de hidrógeno, logrando así una mejor alcalinización.

Al tomar zeolita es importante beber mucha agua, ya que puede generar deshidratación leve, a raíz de la mayor demanda de agua en el proceso químico de limpieza, lo cual se neutraliza con adecuada hidratación de agua mineral y filtrada. Algunas personas, con alta carga tóxica en el organismo, pueden experimentar ligeras náuseas, que remiten rápidamente.

En el camino desde la boca hasta salir del cuerpo en estado sólido o líquido, la zeolita atrae a los elementos tóxicos gracias a la ya explicada polaridad negativa y su especial estructura molecular. Una zeolita, reducida a un polvo tan fino como el talco, no sólo entra al sistema digestivo, sino que también accede al torrente sanguíneo recogiendo todos esos desechos y toxinas en la sangre. De esta forma, la zeolita puede quedarse varios días en el cuerpo hasta que comienza a sacar las toxinas de la sangre y de los órganos por donde pasa la sangre.

Se le atribuyen las siguientes propiedades que deben ser consideradas con la debida prudencia:

Elimina contaminantes de quimioterapias y cortisonas.

Reduce los síntomas de alergias.

Combate el Helicobacter Pylori.

Combate el asma.

Combate los virus comunes.

Regula los niveles de azúcar en la sangre mediante la absorción de la glucosa.

Favorece la absorción de vitaminas y minerales, remineralizando el cuerpo.

Equilibra los niveles de pH.

Es un regulador intestinal y digestivo.

Ayuda a reducir el reflujo ácido.

Reduce los radicales libres.

Previene el envejecimiento prematuro.

Es anti-inflamatoria.

Potencia el sistema inmunológico.

Aumenta la energía.

Mezclas de AMINOÁCIDOS

Ciertos metales como el cobre y hierro, son elementos traza fundamentales que juegan un papel vital como cofactores de muchas enzimas. Asimismo, se sabe que ciertos aminoácidos como histidina, metionina y cisteína, así como pequeños péptidos, pueden unirse al cobre y permitir su absorción a través de un sistema de transporte de aminoácidos. Sin embargo, al igual que ocurre con el hierro, el cobre es capaz de producir especies reactivas de oxígeno que inducen la rotura de la cadena de ADN y la oxidación de sus bases.

Los péptidos quelantes de cobre son ricos en histidina y previenen la actividad oxidativa del cobre mediante la quelación del ión metálico. El anillo de imidazol de este residuo está directamente implicado en la unión con el cobre. Por otra parte, también se ha observado que estos péptidos son ricos en arginina. Aunque este aminoácido carece de propiedades quelantes, puede que favorezca la unión del péptido con el ión metálico. Por tanto, los péptidos quelantes de cobre pueden ser útiles no sólo previniendo la actividad oxidativa del cobre que puede dañar las células del espacio luminal del estómago, sino que también pueden prevenir la oxidación de las LDL inducida por el cobre. Si alcanzan el torrente sanguíneo también pueden ser útiles en órganos como el cerebro, donde el proceso oxidativo está implicado en el desarrollo de ciertas enfermedades. Por ejemplo, en el cerebro existe una modificación oxidativa de las LDL que ha sido relacionada con la patogénesis de enfermedades neurodegenerativas.

Los péptidos antioxidantes obtenidos a partir de proteínas de origen vegetal, convencionales o alternas, mediante enzimas de origen vegetal, animal o microbiana, tienen gran potencial de empleo en el desarrollo de antioxidantes seguros para la industria de alimentos y farmacéutica, sin embargo, serán necesarios estudios a otro nivel para conocer su actividad antioxidante in vivo, así como la posible toxicidad para el ser humano, lo que se ha vuelto un tema de relevancia en los trabajos de investigación recientes.

Se utilizan mezclas de aminoácidos procedentes de:

Soja (Glycine max L.) Los péptidos antioxidantes de la proteína de soja están compuestos de 3 a 16 aminoácidos, incluyendo los aminoácidos hidrofóbicos valina o leucina, así como prolina, histidina o tirosina.

Arroz (Oryza sativa L.) El arroz es un cereal considerado alimento básico en muchas culturas. La proteína del endospermo de arroz es hipoalergénica y contiene una buena cantidad de lisina, la cual es mayor a la del trigo y maíz.

Amaranto (Amaranthus spp.) El amaranto es una semilla perteneciente a la familia Amarantaceae, es un cultivo americano ancestral que fue utilizado por los mayas, aztecas e incas. Es considerado un seudocereal y contiene alto valor nutritivo con alto contenido de proteína (15-17%) y excelente balance de aminoácidos.

Trigo Sarraceno (Fagopyrum esculentum Moench) Es un grano de uso tradicional considerado como una fuente de alimentos funcionales debido a los estudios científicos que relacionan el consumo de sus proteínas con beneficios para la salud, como reducción del colesterol, inhibición de tumores y regulación de la hipotensión.

Piñón mexicano (Jatropha curcas L.) El piñón mexicano es una planta originaria de México y América central perteneciente a la familia Euphorbiaceae que se cultiva para producir aceite, sin embargo, debido al contenido de aminoácidos aromáticos en su proteína, la pasta residual resultante del proceso de obtención de aceite es una fuente importante de péptidos antioxidantes.

Guisantes (Pisum sativum) Esta proteína popular a base de plantas se digiere fácilmente y posee altos niveles de compuestos esenciales de construcción muscular como la glutamina y aminoácidos de cadena ramificada; una taza de guisantes contiene hasta nueve gramos de proteína, y a diferencia de otras fuentes vegetales, no contiene antinutrientes que pueden inhibir la absorción de vitaminas y minerales durante la digestión

Se recomienda una dosis de aminoácidos esenciales o totales, antes de acostarse.

GLUTATIÓN

También lo produce el cuerpo a partir del ácido glutámico, cisteína y glicina

El glutatión (GSH) es un tripéptido implicado en muchas funciones celulares, jugando un papel central en la protección de las células frente a los radicales libres, frente a intermediarios reactivos del oxígeno y frente a electrófilos, y por tanto, también en la determinación de la sensibilidad de las células a la radiación y a la citotoxicidad inducida por drogas. El glutatión existe en dos formas, reducido (GSH) y oxidado (GSSG). En lo que respecta al sistema inmune, algunas funciones de las células T pueden ser potenciadas en vivo mediante la administración de GSH.

Otros autores han publicado los efectos protectores del GSH y su papel beneficioso en el cáncer y otras enfermedades, como las cataratas. Como antioxidante, protege a las células frente los radicales libres, a los electrófilos y al estrés oxidativo.

El glutatión es liberado por el hígado al plasma sanguíneo y a la bilis. El glutatión plasmático es usado por muchos tejidos (riñón, pulmón, cerebro); sin embargo, el glutatión en sí mismo no es significativamente transportado a la mayoría de las células de estos tejidos.

En general, todos los metales pueden provocar toxicidad y estrés oxidativo cuando se toman en cantidades excesivas, lo que impone una grave amenaza para el medio ambiente y la salud humana. Para hacer frente a los diferentes tipos de metales, las plantas poseen estrategias de defensa en las que el glutatión desempeña un papel central como agente quelante, antioxidante y componente de señalización. Por lo tanto, se destaca el papel de GSH en: (1) homeostasis de metales; (2) defensa antioxidante; y (3) transducción de señal bajo estrés metálico. Las diversas funciones de GSH se originan del grupo sulfhidrilo en la cisteína, lo que permite a GSH quelar metales y participar en el ciclo redox.

Gllutatión (GSH) es un componente clave en la eliminación de metales de este tipo debido a la alta afinidad de los metales por su grupo tiol (-SH) y como precursor de las fitoquelatinas (PC). El residuo de cisteína en GSH lo convierte en un antioxidante importante que, además de sus capacidades antioxidantes primarias, actúa como un sustrato para la regeneración de otros antioxidantes esenciales. De esta forma, GSH funciona tanto en la homeostasis metálica como en la defensa antioxidante. Además, transmite información específica en condiciones de estrés ambiental.

Su riqueza en azufre hace que se una fácilmente con **mercurio, plomo y cadmio**.

CORIANDRO (Cilantro)

Coriandrum sativum

Otros nombres:

Cilantro, Perejil chino, Perejil árabe, Culantro, Anisillo, Culandro.

Partes utilizadas:

Se utilizan sus hojas frescas y la semilla seca y molida.

Composición:

Calcio, potasio, fósforo, sodio, vitamina A, vitaminas B y C.

Usos medicinales:

Es una hierba especiera que puede eliminar de forma eficaz los metales pesados (aluminio, mercurio y **plomo**, en particular) -en poco tiempo-. También, debido a que estos metales pueden amortiguar el sistema inmunológico, el cilantro también se reconoce como un inmuno-reforzador.

Las semillas previenen los cólicos y los espasmos intestinales y mejora las hepatopatías.

En muchos mercados, especialmente donde hay comunidades asiáticas o griegas, se venden manojos de coriandro, que parece un perejil de hojas planas.

En ratones, la administración de suplementos de cilantro junto con la administración de plomo, resultó en depósitos de plomo significativamente menores en los huesos.

En humanos, un estudio (ECA) en 32 niños de 3-7 años con padres expuestos al plomo descubrió que el extracto de cilantro administrado durante 14 días disminuía la concentración de plomo en la sangre y aumentaba su excreción en la orina. Sin embargo, no aumentó significativamente más que el grupo placebo.

También puede quitar **aluminio** y plomo. El consumo diario de cilantro puede eliminar cantidades significativas de metales pesados, en un máximo de dos o tres semanas a través de las vías urinarias.

TAURINA

La taurina es un aminoácido neutro en cuya composición entra a formar parte el azufre. Su nombre se deriva de Bos Taurus (bilis de buey), de la cual fue por primera vez aislada hace más de 150 años.

La Taurina difiere de la mayoría de los otros aminoácidos, en que no se incorpora a las proteínas. Existe como un aminoácido libre en la mayoría de los tejidos animales y es uno de los aminoácidos más abundantes en el músculo, las plaquetas, y en el sistema nervioso en desarrollo. Se sintetiza a partir de la cisteína, que es otro aminoácido azufrado.

Parece que su papel inhibitorio se reduce a una actuación en la médula espinal, como la glicina. En comparación con la intensa actividad inhibitoria del GABA en el cerebro, la taurina solo tiene una débil acción depresora. Además de como neurotransmisor, actúa como un regulador de la sal y del equilibrio del agua dentro de las células y como un estabilizador de las membranas celulares. La taurina participa en la desintoxicación de químicos extraños y también está involucrada en la producción y la acción de bilis.

Cuando se administró taurina a ratones, protegió contra el daño oxidativo en el cerebro causado por el **cadmio** y mejoró el estado antioxidante en los animales.

Otro estudio en ratas descubrió que la administración de suplementos de taurina previno el daño del tejido cerebral debido al **arsénico**.

También se ha demostrado que la taurina protege contra la toxicidad por **plomo** en los ovarios de ratas y la toxicidad por mercurio en los corazones y los hígados de las ratas, sin afectar la excreción de ninguno de los metales.

CARNOSINA

La carnosina es una molécula hecha de los aminoácidos beta-alanina e histidina, pero no confundir con L-Carnitina (lisina y metionina).

La carnosina es capaz de quelar el **cadmio** y el **mercurio** y evitar que estos metales pesados dañen las membranas celulares.

En ratas, la suplementación con carnosina fue capaz de prevenir el daño renal por plomo y el aumento de los niveles de glutatión.

Mantiene un pH equilibrado en los músculos, en el ejercicio fuerte.

Potente antioxidante.

Mantiene la vitalidad muscular, aumentando la fortaleza.

Inhibe el daño celular causado por el alcohol.

Quelante de metales pesados como el **cobre** y **zinc**.

Previene la carboxilación y glicosilación de proteínas celulares

Previene la modificación de biomacromoléculas y, por tanto, mantiene su funcionalidad bajo condiciones de estrés.

Protección de los proteosomas (degradación enzimática de proteínas).

Actuando como neurotransmisor en el cerebro y nervios.

La Carnosina puede aumentar el límite de Hayflick en fibroblastos humanos, también reduce la tasa de acortamiento de los telómeros.

Al eliminar el cobre y el zinc adquiere especial importancia en la enfermedad de Alzheimer que se caracteriza por altos niveles de estos dos minerales en las partes afectadas del cerebro. Aunque todavía no se sabe si los altos niveles de minerales causan la enfermedad de Alzheimer o viceversa, resulta interesante deshacerse de ellos.

En un estudio de ensayo del profesor Wang llamado "El uso de la carnosina como una droga anti-senescencia natural para los seres humanos", que se llevó a cabo en 96 pacientes con cataratas de diferentes grados de severidad, se mostró una tasa de éxito del 80% en las cataratas seniles avanzadas, y el 100% en pacientes con cataratas leves a moderadas, durante el período de prueba de 6 meses.

CARBÓN ACTIVADO

El carbón activado es un elemento adsorbente carbonoso, altamente poroso, que tiene una estructura compleja compuesta principalmente de átomos de carbono. Las redes de poros en los carbones activados crean una estructura altamente porosa de rincones y grietas entre las capas de carbono. Se recomienda su uso para la desintoxicación en general, gastroenteritis y diarreas, incluyendo la desintoxicación de metales pesados. Para estos casos, se recomiendan dos a cuatro dosis al día, durante un período de 12 días.

No obstante, aunque se emplea para unirse al **mercurio, plomo y níquel**, no hay estudios suficientes que hayan medido su capacidad de quelación en el cuerpo humano.

NUECES DE BRASIL

Se emplean para restaurar minerales como el **selenio** y el **zinc**, que se pueden perder en el proceso de quelación.

CEBOLLAS Y AJOS

La riqueza en azufre en la cebolla y el ajo, también puede ayudar a eliminar los metales pesados. Alimentos similares con este efecto son la coliflor, las coles de bruselas y el repollo.

Ajo

Posee una enzima como la aliinasa que se transforma en disulfuro de alilo, además de inulina, y vitaminas A, B, C y nicotinamida. También hierro, fósforo, calcio, proteínas y carbohidratos.

Es antiséptico, balsámico, antihelmíntico, hipotensor y diurético. Se le reconocen propiedades como rejuvenecedor y restaurador arterial. Se ha demostrado que el ajo protege contra los efectos dañinos de los metales pesados y ayuda con su excreción.

En pruebas con ratas a las que se les administró ajo al mismo tiempo que el cadmio y el mercurio, la acumulación de metales pesados en el hígado, los riñones, los huesos y los testículos disminuyó y la actividad de ciertas enzimas clave se restauró parcialmente. Además, la excreción de **cadmio** se incrementó.

El ajo, que contiene aminoácidos quelantes L-metionina y la L-cisteína, moviliza las partículas de cadmio, **plomo, arsénico** y **mercurio** para luego ser eliminados.

Cebolla

Contiene algo de vitaminas A, B y C y flavonoides. También se utiliza su bulbo que es rico en bisulfuro de alilpropilo, azúcar, inulina, quercetina, calcio y flavonoides.

Es antibiótica, diurética, expectorante y antiinflamatoria. Se emplea con eficacia en casos de gripe, catarros bronquiales, fiebres y exceso de colesterol. También es eficaz para eliminar parásitos intestinales, el hipertiroidismo, la diabetes, la arteriosclerosis y las neuralgias.

CHLORELLA

Posee abundancia de clorofila y betacaroteno. La alta concentración en ácidos nucleicos compone lo que se ha dado en llamar "el factor de crecimiento" de la Chlorella. Contiene 19 aminoácidos, vitaminas, todos los principales minerales.

También tiene propiedades como hipotensora, para impedir la excesiva agregabilidad plaquetaria en casos de riesgos de trombosis y para mantener la elasticidad de los vasos sanguíneos. Sabemos que personas que tenían una elevada concentración de grasa en la sangre han visto disminuir estos niveles en solo tres meses de ingerir suplementos de Chlorella.

También parece comprobado que con dosis altas de Chlorella -2 gramos diarios- se mejoran las úlceras duodenales y las gastritis y en tan solo una o dos semanas de tratamiento, los pacientes respondían mejor que cuando tomaban los antiácidos convencionales.

El alga chlorella es conocida sobre todo por su capacidad para eliminar las toxinas del cuerpo. Entre las propiedades están su capacidad de desintoxicación del hígado, los intestinos y la sangre. Se puede encontrar en forma de suplemento o como un polvo para añadir a distintos platos.

La chlorella tiene varios efectos: moviliza metales pesados y también los elementos radioactivos y otras toxinas, como por ejemplo la dioxina, especialmente en los espacios extracelulares, para expulsarla después del cuerpo con las heces.

La propiedad desintoxicante de la Chlorella se demostró en un experimento en el cual se administró una dosis letal de cuatro sustancias altamente tóxicas a un cultivo de levadura de cerveza: mercurio, cobre, cadmio y BPC (bifenilos policlorados).

Cuando se adicionó Chlorella a estos venenos la levadura permaneció viva. La Chlorella también puede neutralizar el efecto venenoso del **uranio** y el **plomo**.

Se considera que el efecto desintoxicante de esta alga se debe tanto a su contenido clorofílico, como a la estructura de su membrana celular compuesta de tres capas.

La ingesta recomendada es de 3 gramos al día, pero las personas que consuman chlorella por primera vez deben incrementar la dosis gradualmente.

En ratones, las dietas que consisten en 5% y 10% de Chlorella aumentaron significativamente la excreción urinaria y fecal de **mercurio** y disminuyeron los niveles de mercurio en el cerebro y los riñones, sin afectar los niveles de glutatión.

ÁCIDO ALFA-LIPOICO

El ácido alfa lipoico protege contra la intoxicación por **arsénico, el cadmio y el mercurio**.

Nos encontramos con un antioxidante fuerte con la capacidad de penetrar la membrana celular (peroxidación lipídica) y cruzar la barrera hematoencefálica para quelar metales pesados almacenados allí. Esto es importante, ya que el plomo y el mercurio se acumulan fácilmente en el cerebro.

También se ha demostrado que aumenta los niveles de glutatión al aumentar la absorción de cisteína, tanto dentro como fuera de la célula, mediante la regeneración del glutatión utilizado para volver a activarlo.

Los estudios en animales muestran que el compuesto reduce la absorción de cadmio en las células hepáticas y evita la absorción de arsénico en los intestinos.

Es de destacar que los estudios en animales también han demostrado que el ácido alfa lipoico tiene el potencial de redistribuir los metales pesados, sin embargo, estos estudios administraron el compuesto por vía intravenosa, lo que puede causar que el ácido alfa lipoico se combine con el glutatión en el hígado y evite que el glutatión saque metales pesados del cuerpo. Este efecto no se ha visto en ensayos en humanos y la gran cantidad de evidencia sugiere fuertemente que puede prevenir el daño causado por los metales pesados, así como ayudar al glutatión a unirse y excretar metales.

Las dosis orales de hasta 1,800 mg / día de ácido alfa-lipoico son bien toleradas sin efectos secundarios en los ensayos clínicos.

PECTINA

La pectina es una fibra en las plantas. La pectina cítrica modificada (MCP) es una forma de pectina que se ha alterado para que sea más digerible y parece ser que aumenta la excreción de **plomo, cadmio** y **arsénico.**

La encontramos en la manzana, la guayaba, el plátano, la pera, las naranjas las uvas y las zanahorias.

En niños con altos niveles de plomo en la sangre, 15 gramos de MCP al día durante 28 días disminuyeron el plomo en la sangre, mientras que los niveles de plomo en la orina aumentaron en más del 132%, lo que indica su eliminación.

Otro estudio encontró que 15 gramos de pectina cítrica modificada al día durante cinco días, aumentaron la excreción urinaria de arsénico (130%), cadmio (150%) y plomo (560%).

DESINTOXICACIÓN CON NANOPARTÍCULAS

El uso de estructuras magnéticas híbridas de diferentes tamaños (decenas de cientos de micrómetros), es una estrategia para optimizar la eliminación magnetoquímica de toxinas lipófilas o hidrofílicas en la cadena alimentaria. Se basa en el hecho de que, a mayor tamaño de partícula, y dependiendo de la textura y densidad de la matriz en cuestión, lo mejor y más efectivo será capturarlos con los imanes permanentes.

Las **nanopartículas (NPs) de quitosano** son una alternativa adecuada, debido a sus propiedades; tales como, biodegradabilidad, baja toxicidad, y gran área superficial. Estas NPs con actividad peroxidasa son capaces de degradar una amplia variedad de contaminantes.

Las **nanopartículas biomiméticas**, por otro lado, se emplean en aplicaciones tales como administración de fármacos, desintoxicación y modulación inmune. Es así como se desarrollaron nanopartículas recubiertas o revestidas por membranas de glóbulos rojos, de plaquetas, de glóbulos blancos, de células cancerígenas y de células madre. La utilidad del enfoque de revestimiento de nanopartículas con distintas membranas celulares, permite consolidar la emergente nanotecnología biomimética.

ELIMINACIÓN DE METALES DEL AGUA POTABLE

Intercambio Iónico:

A nivel industrial la mejor solución son las resinas de intercambio iónico, que actúan muy bien removiendo ciertos metales.

Catalizadores de hierro y manganeso:

En un medio seleccionado, por ejemplo, hidróxido de hierro granular o dióxido de manganeso, podemos precipitar este metal y eliminarlo en los retrolavados.

KDF:

A nivel doméstico el uso del KDF ha sido utilizado y recomendado por los fabricantes de equipos residenciales. Se trata de un medio filtrante mediante gránulos de gran pureza de cobre-zinc que reducen los contaminantes del agua usando reacciones oxidación/reducción (redox).

Precipitación química:

Se hace en aguas de bebida o industriales mediante el control del pH y añadiendo a los reactivos de precipitación agua cruda (sulfuros, carbonatos, fosfatos), agentes de coagulación-floculación (cloruro de hierro, hidróxido de aluminio). Todos los metales pesados que se encuentran en el agua cruda se mantienen dentro de los flóculos resultantes que puede entonces ser recogidos durante la etapa de clarificación o filtración.

Filtración:

Si el agua a tratar contiene una pequeña cantidad de materia en suspensión y partículas, los flóculos son retenidos durante la etapa de filtración. Se puede utilizar filtros de lecho profundo o multitudinaria, o filtros de membrana (microfiltración y ultrafiltración).

Otros

A medida que envejecemos, nuestras células producen menos agentes quelantes. Así, a lo largo de nuestra vida, la suplementación es cada vez más importante para eliminar los metales pesados y otras toxinas de nuestros cuerpos. Por ejemplo, los adultos mayores deben aumentar sus suplementos de estos agentes quelantes de las plantas, arcilla y alimentos fermentados. Por lo tanto, un aumento en el consumo dietético de proteínas de plantas y animales es muy recomendable para mantener la quelación natural.

Prácticamente todas las plantas de producción de azúcares, aminoácidos, vitaminas como la vitamina C, e incluso las grasas, actúan como quelantes de efectivos, pero algunos producen más que otros. Las patatas y frijoles aportan una cantidad notable de L-lisina, la cebolla, lentejas y otros granos aportan L-metionina.

Arcilla y agua como agentes quelantes naturales

A través de cualquier agente quelante que se encuentran en plantas y animales, algunos de los más eficaces agentes quelantes en la Tierra se puede encontrar en el suelo que pisamos y el agua que bebemos. La arcilla (preferentemente roja) y el agua, funcionan extraordinariamente bien como quelantes naturales. La calidad y la pureza son fundamentales para la quelación natural y desintoxicación de metales pesados, por lo que, si utilizamos arcilla y agua contaminados, sólo conseguiríamos introducir metales adicionales y otras toxinas en el cuerpo.

Una dosis diaria de **vinagre de manzana** (es decir, ácido acético) es excelente en un régimen diario de quelación natural para eliminar los metales pesados de nuestro cuerpo.

La mayoría de los estudiantes universitarios memorizan los textos y tratan de entenderlos. Su trabajo, para poder aprobar y licenciarse, consiste en esto: repetir el contenido de los libros. No hay lugar para discrepar o cambiar. Con frecuencia aprenden errores y los asumen como verdades. Más adelante, alguno los cuestionará y criticará, dando lugar al progreso científico.

OTROS LIBROS DISPONIBLES

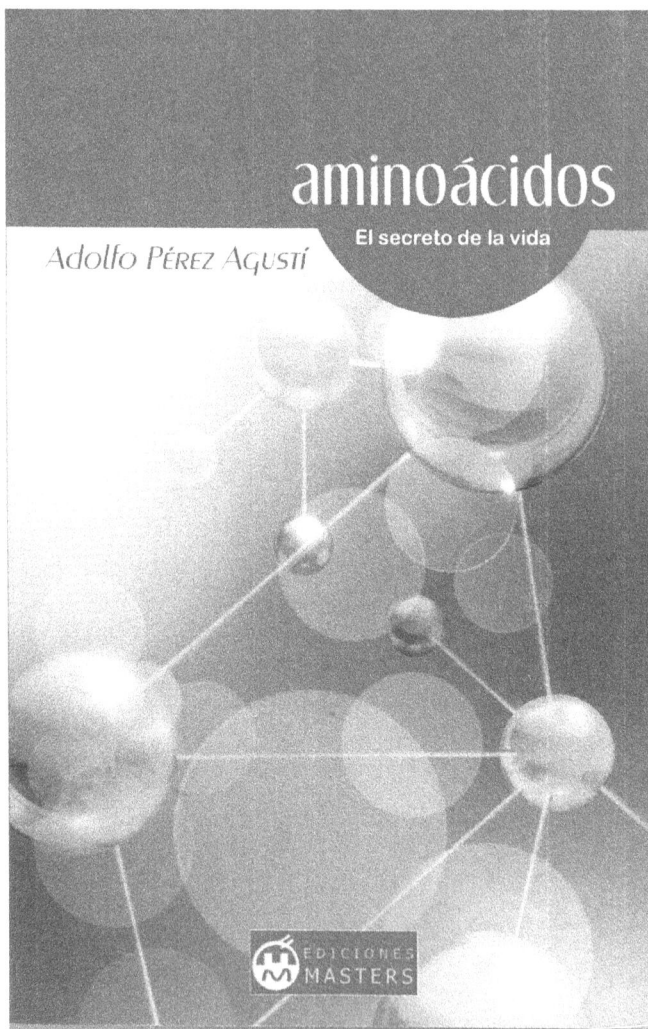

DISFUNCIÓN ERÉCTIL

¡Basta de complejos!

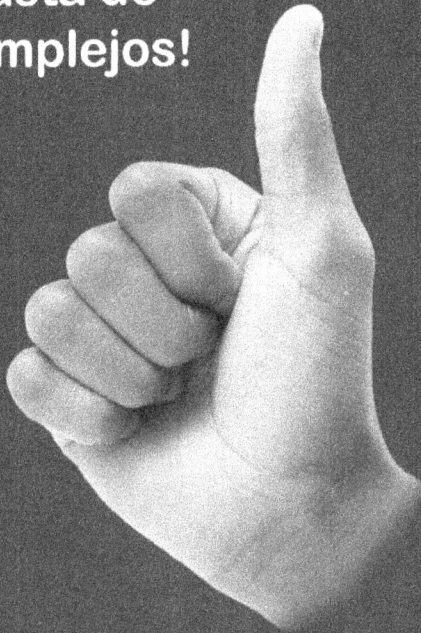

EDICIONES MASTERS

Adolfo Pérez Agustí

Medicina antienvejecimiento

Cómo vivir 120 años

Adolfo Pérez Agustí

Adolfo Pérez Agustí

Psicología de la FELICIDAD

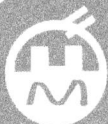

EDICIONES
MASTERS

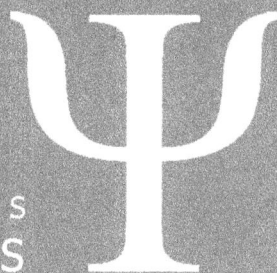

Ψ

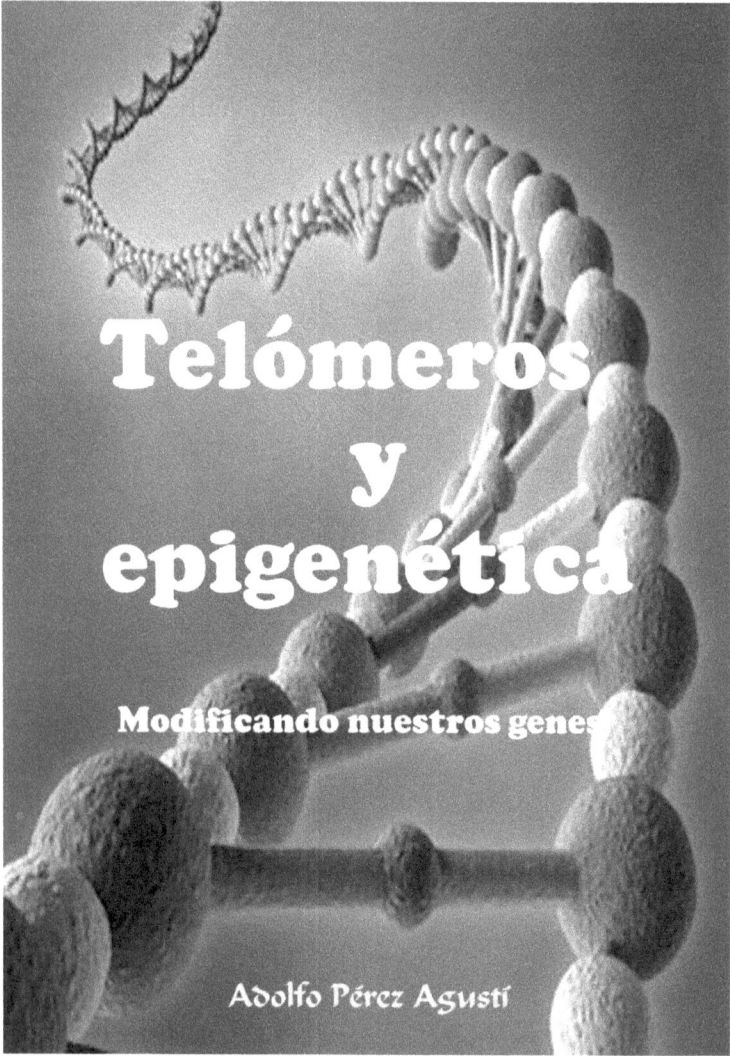

Telómeros y epigenética

Modificando nuestros genes

Adolfo Pérez Agustí

www.ingramcontent.com/pod-product-compliance
Lightning Source LLC
Chambersburg PA
CBHW071641200326
41519CB00012BA/2356